Neonatologie

Reeks Praktische Kindergeneeskunde

Neonatologie

Dr. A.J. de Beaufort
Prof. dr. J.B. van Goudoever
Dr. A.H.L.C. van Kaam

Bohn Stafleu van Loghum
Houten 2007

ISBN 978 90 313 4610 3
ISSN 1569-3651
NUR 870/876

Ontwerp omslag en binnenwerk: TOSM, Rotterdam

Bohn Stafleu van Loghum
Het Spoor 2
3990 GA Houten

www.bsl.nl

Distributeur in België:
Standaard Uitgeverij
Mechelsesteenweg 203
2018 Antwerpen

www.standaarduitgeverij.be

Woord vooraf

Op het gebied van kindergeneeskunde bestaat een aantal kwalitatief goede handboeken. Er zijn echter geen of weinig uitgaven met beknopte praktische klachtgerichte informatie. De reeks *Praktische Kindergeneeskunde* beoogt deze lacune te vullen door informatie op een toegankelijke wijze vorm te geven, zodat de lezer deze snel en eenvoudig tot zich kan nemen. Ieder deel van de reeks zal een vakgebied van de kindergeneeskunde behandelen waarbij de klachten van het kind het uitgangspunt vormen. Door deze klachtgerichtheid streeft de reeksredactie naar een boekenreeks op het gebied van kindergeneeskunde welke bij uitoefening van de dagelijkse praktijk van huisarts, jeugdgezondheidsarts, niet-academisch werkzame kinderarts en andere specialisten werkzaam op het gebied van de kindergeneeskunde goed te gebruiken is. De beknopte schema's, tabellen en beslisbomen kunnen hier eveneens aan bijdragen.

Gezien het doel van de reeks *Praktische Kindergeneeskunde* is bewust gekozen voor een beperkte omvang van ieder deel waarbij de onderwerpen kernachtig worden behandeld. In ieder deel komen onderwerpen aan de orde die veel in de praktijk voorkomen of ernstig van aard zijn. Daarnaast is ook aandacht voor zeldzame en acute ziektebeelden en voor nieuwe ontwikkelingen en onderzoeksmethoden binnen het vakgebied. Vanuit het streven om de doelgroep optimaal te kunnen bereiken, is ieder deel uit de reeks geschreven door een aantal deelspecialisten op het betreffende terrein in samenwerking met een algemeen kinderarts of huisarts.

Wij hopen dat de reeks *Praktische Kindergeneeskunde* een bruikbaar hulpmiddel wordt voor het dagelijks handelen van alle genoemde medici werkzaam op het brede terrein van de kindergeneeskunde.

De Reeksredactie:
V.R. Drexhage, *kinderarts*
L.W.E. van Heurn, *kinderchirurg*
C.M.F. Kneepkens, *kinderarts*
R. Pieters, *kinderarts*
E. van Rijswijk, *huisarts*

Inhoud

Inleiding

De neonatologie is een relatief jong subspecialisme binnen de kindergeneeskunde. Wetenschappelijk onderzoek in de afgelopen decennia heeft de behandelingsmogelijkheden enorm verbeterd, met als gevolg dat steeds jongere en/of ziekere kinderen in leven blijven. De keerzijde is dat een deel van deze kinderen op latere leeftijd ernstige handicaps kan ontwikkelen. Het is dus van groot belang om voor elk individueel kind af te wegen of het toepassen van een behandeling zinvol is in het licht van de latere kwaliteit van leven.
De neonatologie is een zeer breed vak. Zowel te vroeg geboren kinderen (vanaf 24-25 zwangerschapsweken) als voldragen pasgeborenen (tot 4 weken na de bevalling) vallen onder de zorg van de neonatoloog. Hoewel de neonatale periode maar kort is, zijn de ziektebeelden zeer divers en doet het hoogste aantal problemen van de kinderleeftijd zich in deze periode voor. Bij de premature kinderen bestaat vaak onrijpheid van allerlei organen, met als gevolg een verstoring van de normale balans in het lichaam. Bij de voldragen kinderen ontstaat deze verstoring vaak door problemen rond de geboorte zoals zuurstofgebrek, infecties of aangeboren afwijkingen. De reactie op deze problemen is erg verschillend en dus ook de behandeling. De overgangsfase (adaptatie) van het intra- naar extra-uteriene leven is uniek en houdt zeer ingrijpende veranderingen in. De neonatoloog heeft specifieke kennis in huis over de pathofysiologie, de diagnostiek (ook voor het zelf uitvoeren daarvan) en de behandeling, waarbij de behandeling steeds moet worden aangepast aan de veranderende rijpheid van het lichaam na de geboorte. Bijwerkingen van het handelen komen zeer frequent voor en dienen tot een minimum beperkt te blijven. Bij dit alles dient dagelijks de afweging te worden gemaakt of de

behandeling nog in verhouding staat tot het beoogde eindresultaat: een kwalitatief goed leven later. Medische ethiek is dan ook sterk verweven met het subspecialisme neonatologie.
Dit deel in de reeks *Praktische Kindergeneeskunde* behandelt de meeste neonatale ziektebeelden, waarbij kort en bondig inzicht gegeven wordt in incidentie, klinische presentatie, differentiaaldiagnose, diagnostiek, behandeling en prognose. Het dient als introductie in de neonatologie voor de beginnende kinderarts en heeft ook waarde voor de huisarts en verloskundige. Hoewel de laatsten meestal niet betrokken zijn bij de directe behandeling van de zieke pasgeborene, begeleiden zij wel de ouders tijdens de opname en na ontslag. Enige kennis van zaken is dan essentieel. Daarnaast kan dit deel helderheid bieden bij het lezen van neonatologische ontslagbrieven. Tevens worden er ziektebeelden besproken waarbij de eerste lijn wel direct betrokken is.
We verwachten dan ook dat deze uitgave van pas zal komen bij een brede groep hulpverleners in zowel de eerste als tweede lijn, die direct of indirect te maken krijgen met het boeiende en zich snel ontwikkelende subspecialisme neonatologie.

Dr. A.J. de Beaufort
Prof. dr. J.B. van Goudoever
Dr. A.H.L.C. van Kaam

DEEL I PROBLEMEN TIJDENS DE ZWANGERSCHAP EN RONDOM DE GEBOORTE

1 Zwangerschapsduur

Definitie

De zwangerschapsduur wordt uitgedrukt in weken. De telling begint op de eerste dag van de laatste menstruatie. Een normale zwangerschapsduur bedraagt 37-42 weken. Wordt de baby vóór deze termijn geboren, dan is hij prematuur; wordt de baby na deze termijn geboren, dan is hij serotien.

Incidentie

De incidentie van prematuritas is ongeveer 7 procent van alle geboortes per jaar. Bij ongeveer 1 procent daarvan betreft het zeer vroeg geborenen (zwangerschapsduur < 32 weken). De incidentie van serotiniteit bedraagt 5 procent van alle geboortes. Serotiniteit komt vaker voor bij primi- dan bij multigravidae.

Klinische presentatie

Vroeggeboorte (prematuriteit)
De presentatie van een vroeggeborene is sterk afhankelijk van de zwangerschapsduur. De grens van levensvatbaarheid ligt momenteel rondom 24 weken, waarbij de mortaliteit en morbiditeit erg hoog zijn. Naarmate de zwangerschap verder is gevorderd, zijn er minder problemen of de problemen zijn minder ernstig. Kinderen tussen de 24 en 32 weken hebben een geboortegewicht tussen de 500 en 1800 gram. Zij ervaren de meeste problemen van vroeggeboorte, terwijl kinderen geboren na een zwangerschapstermijn van 32-37 weken veel minder problemen kennen.
De problemen worden veroorzaakt door onrijpheid van de diverse systemen in het lichaam en kenmerken zich onder andere door:
- ademhalingsproblemen;
- hersenbloedingen of ischemische beschadiging van de hersenen;
- bloeddrukinstabiliteit;

- temperatuurinstabiliteit;
- verstoorde afweer;
- voedingsintolerantie.

Laatgeboorte (serotiniteit)

Bij een zwangerschapsduur langer dan 42 weken neemt de kans op complicaties toe. De placenta is in veel gevallen klein, de hoeveelheid vruchtwater neemt af en er is vaker sprake van meconiumhoudend vruchtwater. Het kind kenmerkt zich door een droge, schilferige en rimpelige huid met weinig subcutaan vet en een slechte turgor (figuur 1-1). Het is bij een serotiene zwangerschap opvallend dat jongetjes meer problemen lijken te hebben dan meisjes.

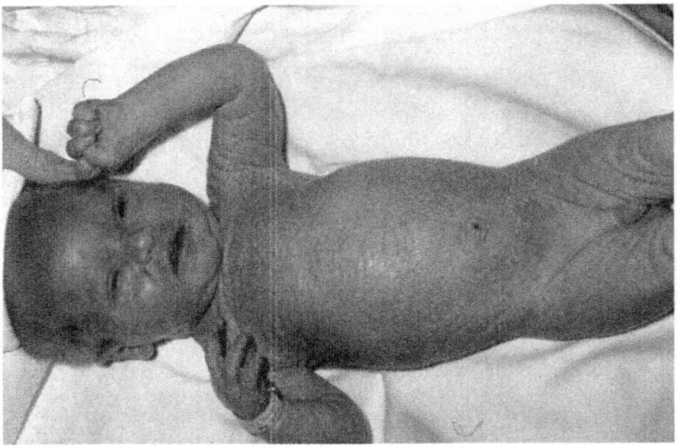

FIGUUR 1-1 *Serotiene baby.*

2 Geboortegewicht

Definitie

De WHO gebruikt liever het geboortegewicht dan de zwangerschapsduur voor haar rapporten omdat in veel landen wereldwijd geen goede prenatale zorg bestaat en dus ook vaak de exacte duur van de zwangerschap niet te bepalen is. Het normale geboortegewicht van een aterme zuigeling bedraagt 2900 tot 4100 gram; er zijn echter veel verschillende groeicurven in omloop. Zo zijn meisjes lichter dan jongens bij eenzelfde zwangerschapsduur en zijn in Nederland kinderen van allochtone ouders lichter dan die van autochtone ouders. De belangrijkste determinant van het geboortegewicht is echter de zwangerschapsduur. In Nederland drukken we het geboortegewicht het liefst uit in percentiel, of in een standaarddeviatiescore ten opzichte van de zwangerschapsduur. Een te laag geboortewicht wordt ook wel dysmaturitas genoemd.

TABEL 2-1 *Geboortegewicht bij verschillende duur van de zwangerschap*

zwangerschapsduur	*10e percentiel*	*50e percentiel*	*90e percentiel*
37 weken	2,3	2,9	3,5
40 weken	2,8	3,4	4,0
42 weken	3,1	3,6	4,3

Naar: Kloosterman, 1969.

Incidentie

De incidentie van een te laag geboortegewicht is een kwestie van definitie en is dus afhankelijk van de tevoren bepaalde grens. Bij de 10e percentiel (milde groeivertraging) is dat dus 10 procent, terwijl over ernstige groeivertraging wordt gesproken bij een gewicht onder de 3e percentiel, wat bij gebruik van standaarddeviatiescores overeenkomt met –2 SD (standaarddeviatie). De incidentie van een te hoog geboortegewicht wordt op dezelfde manier bepaald, maar dan aan het andere eind van het spectrum.

Klinische presentatie

Te laag geboortegewicht (dysmaturitas, small for gestational age, small for date). Dysmature kinderen hebben een mager aspect door het ontbreken van subcutaan vet. Verder vallen zij op doordat hun uiterlijke kenmerken en de rijpingsgraad van orgaansystemen niet in overeenstemming zijn met het gewicht. Ook valt op dat de groei van het lichaam vaak is achtergebleven ten opzichte van de groei van het hoofd (discongruente groei of *brain sparing*). De oorzaken van een te laag geboortegewicht kunnen liggen op verschillende gebieden (tabel 2-2). Meer dan de helft van de gevallen wordt veroorzaakt door uteroplacentaire disfunctie, terwijl ongeveer een vijfde deel veroorzaakt wordt door chromosomale afwijkingen.

TABEL 2-2 *Oorzaken van een te laag geboortegewicht*

foetale afwijking	*foetale vergiftiging*	*constitutioneel*	*verminderde toevoer*
chromosoomafwijkingen (Down, trisomie 18)	drugs	kleine ouders	sociaaleconomische factoren
congentiale infecties (rubella, CMV)	roken	etniciteit	ondervoeding
syndromen (Silver-Russell)	alcohol		maternale ziekte
algemene congenitale afwijkingen (oesofagusatresie, renale agenesie)	straling		meerling

De mortaliteit van kinderen met een te laag geboortegewicht ligt zo'n acht keer hoger dan die van kinderen met een normaal geboortegewicht. Complicaties die optreden bij kinderen met een te laag geboortegewicht zijn onder andere hypoglykemie, hypothermie, polycytemie, stollingsproblemen en infecties.

Te hoog geboortegewicht (large for gestational age, large for date). Kinderen met een te hoog geboortegewicht vallen vooral op door een ruime subcutane vetlaag (als van een cherubijn van Rubens). De belangrijkste oorzaak is een slecht gereguleerde maternale diabetes, wat tot nader onderzoek noopt.

Aanvullend onderzoek

Hoewel alle problemen vermeld in tabel 2-2 hun eigen behandeling kennen, is het frequent controleren van het bloedglucose van kinderen met een te laag of een te hoog geboortegewicht een vereiste. Dysmature pasgeborenen hebben een relatief tekort aan glycogeen, zodat de bloedsuikerspiegel direct postpartum snel kan dalen. Kinderen met een hoog geboortegewicht hebben vaak *in utero* blootgestaan aan hoge insulinespiegels, wat direct postpartum ook snelle daling van het glucosegehalte in het bloed kan veroorzaken.

Therapie

Frequente voedingen (elke 2-4 uur) moeten worden gegeven bij een lage bloedsuikerspiegel (< 2,5 mmol/L). Kinderen bij wie een glucosewaarde onder de 1,8 mmol/L is geconstateerd, dienen via een infuus glucose te krijgen. Kinderen lichter dan 2300 gram dienen te worden opgenomen in een ziekenhuis, omdat de kans op complicaties dan sterk toeneemt.

Complicatie en prognose

Er lijkt een relatie te bestaan tussen een laag geboortegewicht en een verhoogd risico op hart- en vaatziekte, niet-insulineafhankelijke diabetes mellitus en chronisch obstructieve longziekte (barkerhypothese). Dit is echter nog niet prospectief onderzocht. De mate van inhaalgroei lijkt ook bepalend te zijn voor het al dan niet ontstaan van deze complicaties in het latere leven.
Ook bij een hoog geboortegewicht is het risico op hart- en vaatziekten verhoogd.

Literatuur

Kloosterman G. Over intra-uteriene groei en de intra-uteriene groeicurve. Medschr Kindergeneesk 1969;37:209-25.

3 Verslaving ten tijde van de zwangerschap

Definitie

Pasgeborenen kunnen verslaafd ter wereld komen als hun moeder aan een verslaving lijdt. De definitie van een verslaafde pasgeborene is: een kind dat vaak nadelige effecten ondervindt van het gebruik van verslavende middelen door de moeder.
In principe kunnen vier verschillende soorten verslaving voorkomen ten tijde van de zwangerschap, die elk hun specifieke invloed hebben op de foetus en vervolgens op het pasgeboren kind. Deze vier zijn: alcohol, tabak, harddrugs en softdrugs. Naast de gevolgen van de drugs zelf spelen ook vaak een slechte verzorging, infecties en armoede een rol in de problemen bij het kind.

Incidentie

Alcohol
Alcoholverslaving vormt een probleem bij ongeveer 325.000 mensen in de Nederlandse samenleving, waarbij naast oudere mannen ook jonge vrouwen met een hoge opleiding een risicogroep vormen. 80 procent van de vrouwen in de vruchtbare leeftijd gebruikt alcohol. 35-50 procent van de vrouwen blijft ten tijde van de zwangerschap alcohol gebruiken. Al een kleine hoeveelheid alcohol blijkt effect te hebben op het gedrag van de foetus *in utero*, terwijl ook een hogere kans bestaat op vroeggeboorte, een laag geboortegewicht en een psychomotorische ontwikkelingsachterstand. Bij overmatig gebruik, dat wil zeggen meer dan drie tot vier glazen per dag (in sommige studies heeft men het over meer dan zes glazen per dag) kan het foetaal alcoholsyndroom (FAS) optreden. De incidentie van FAS bedraagt ongeveer 1 per 1000 levendgeborenen.

Tabak

Een relatief groot deel (32%) van de vrouwen tussen 20 en 35 jaar rookt; een vijfde hiervan stopt niet met roken ten tijde van de zwangerschap (Bakker, 2002).

Harddrugs

Over het algemeen is bij de GGD bekend wie er harddrugs gebruiken. De incidentie van het gebruik van harddrugs door zwangere vrouwen is erg laag (minder dan 200 per jaar). Harddrugs veroorzaken ernstige afwijkingen bij pasgeboren kinderen. Het gebruik van heroïne en methadon tijdens de zwangerschap verhoogt de kans op een miskraam, aangeboren afwijkingen, groei- en ontwikkelingsstoornissen en perinatale morbiditeit en mortaliteit ten gevolge van het neonataal abstinentiesyndroom (NAS), ademhalingsproblemen of infecties. Gebruik van cocaïne en crack leidt tot een toename van het risico op miskraam, pre- en dysmaturiteit, solutio placentae en congenitale afwijkingen.

Softdrugs

In de categorie 20-29 jaar blijkt 3,4 procent van de vrouwen in Nederland softdrugs te gebruiken (Nivel, 2004). Het is onduidelijk welk percentage met het gebruik hiervan doorgaat tijdens de zwangerschap. Over de schadelijkheid van het gebruik van marihuana gedurende de zwangerschap zijn tegenstrijdige gegevens in de literatuur verschenen.

Klinische presentatie

Alcohol

Matig alcoholgebruik kan leiden tot een laag geboortegewicht. Overmatig alcoholgebruik kan leiden tot het foetaal alcoholsyndroom. Het uiterlijk van kinderen met foetaal alcoholsyndroom vertoont vaak afwijkingen, zoals een klein hoofd, een smalle ooglidspleet, een dunne bovenlip, een grote afstand tussen neus en bovenlip en een lang en ondiep filtrum. Daarnaast kunnen ongewone

plooien in de handpalmen voorkomen en afwijkingen aan organen als het hart en de nieren.
Ook matige alcoholconsumptie tijdens de zwangerschap kan schadelijk zijn voor het ongeboren kind. De baby groeit bijvoorbeeld minder goed in de baarmoeder en er ontstaat schade aan het centrale zenuwstelsel. Deze schade wordt na de geboorte van het kind merkbaar in de ontwikkeling en het gedrag.
Een eenmaal ontstaan foetaal alcoholsyndroom is niet meer te genezen. In Nederland worden per jaar ongeveer 350 baby's met een volledig foetaal alcoholsyndroom geboren. Het aantal kinderen met een mildere vorm van foetaal alcoholsyndroom wordt geschat op twee tot tien keer zoveel.

Tabak
Kinderen hebben gemiddeld een lager gewicht en een geringere lengte bij de geboorte als de aanstaande moeder rookt of meerookt. De risicoverhoging bedraagt ongeveer 20 tot 40 procent bij een kind met een geboortegewicht van minder dan 2500 gram. Passief roken heeft ook een effect, echter duidelijk minder (25-50 gram lager gewicht). Er is geen bewijs dat roken de kans op congenitale afwijkingen beïnvloedt.

Drugs
Na het gebruik van morfinomimetica (heroïne, morfine, methadon) kan bij het kind het neonataal abstinentiesyndroom (NAS) optreden. Dit treedt op bij meer dan de helft van de verslaafde moeders. Het ziektebeeld kenmerkt zich door symptomen van het centrale zenuwstelsel zoals tremoren, motorische onrust, excessief huilen, verhoogde reflexen of verhoogde tonus. In ernstiger gevallen kunnen ook epileptische aanvallen voorkomen, net als na geneesmiddelenmisbruik. De volgende drugs en geneesmiddelen die gebruikt worden ten tijde van de zwangerschap kunnen leiden tot convulsies bij de neonaat: opiaten, opio-

iden, barbituraten, tricyclische antidepressiva en propoxyfeen. Ook op maag-darmgebied zijn er symptomen zoals diarree, braken en regurgitatie. Een snelle ademhaling, niezen, hikken en een verstopte neus zijn minder frequent voorkomende symptomen.
De meeste kinderen vertonen verschijnselen binnen de eerste 48 uur na de geboorte. Bij cocaïne of crack (*free base cocaine*) zijn de verschijnselen veel minder prominent, of zelfs totaal afwezig. Er zijn geen gegevens bekend over de invloed van softdrugs of XTC.

Differentiaal-diagnose

De differentiaaldiagnose van het neonataal abstinentiesyndroom omvat:
- metabole stoornissen (hypoglykemie, hypocalciëmie, hyponatriëmie);
- aandoeningen van het centrale zenuwstelsel (bloeding, encefalitis);
- hyperviscositeitssyndroom;
- excitatiebeeld, zoals bij dysmaturitas en hyperthyreoidie.

Aanvullend onderzoek

Het aanvullend onderzoek bij neonataal abstinentiesyndroom bestaat uit urineonderzoek naar het gebruik van verslavende stoffen. Hiervoor kan ook haar of meconium worden gebruikt, maar dit wordt in Nederland niet of nauwelijks toegepast. Cocaïne is slechts 24 uur aanwezig in de urine.
Om de ernst van het abstinentiesyndroom in te schatten, wordt meestal gebruikgemaakt van de Finnigan-score (tabel 3-1). Deze score wordt gedurende de eerste dagen elke drie uur bijgehouden. Aan de hand hiervan (waarden > 8) kan eventueel medicatie worden gegeven of getitreerd.

TABEL 3-1 *De Finnigan-score zoals die gebruikt wordt om de ernst van onttrekkingsverschijnselen aan te tonen*

symptomen	*dagscore*
huilen met hoge stem	2
continu huilen met hoge stem	3
slaapt korter dan 1 uur na voeding	3
slaapt korter dan 2 uren na voeding	2
slaapt korter dan 3 uren na voeding	1
verhoogde Moro-reflex	2
uitgesproken verhoogde Moro-reflex	3
milde tremoren bij prikkelen	1
ernstige tremoren bij prikkelen	2
milde tremoren in rust	3
ernstige tremoren in rust	4
verhoogde spiertonus	2
excoriatie	1
myoklonieën	3
convulsies	5
transpireren	1
temperatuur tussen 37 en 38,5 °C	1
temperatuur = 38,5 °C	2
frequent geeuwen meer dan 3-4 maal	1
cutis marmorata	1
niezen meer dan 3-4 maal	1
neusvleugelademen	2
ademfrequentie > 60/minuut	1
ademfrequentie > 60/minuut met intrekkingen	2
heftig zuigen op vuistje	1
slecht drinken	2
regurgitatie	2
projectielbraken	3
zachte ontlasting	2
diarree	3
totaalscore	

Therapie

De therapie bij een verhoogde Finnigan-score is gericht op comfort voor de baby en bestaat uit ondersteuning door frequente voedingen, inbakeren enzovoort. Indien dit geen verlichting van de verschijnselen geeft, wordt overgegaan op medicamenteuze therapie, die kan bestaan uit fenobarbital, diazepam, chloorpromazine, methadon of morfine.

Daarnaast moet een veilige plek voor het kind worden gerealiseerd. Advisering door het Advies- en Meldpunt Kindermishandeling (AMK) is zeker een optie. Bij twijfel over de veiligheid van het kind moet deze instantie onmiddellijk worden ingeschakeld. Hierna kan in overleg met betrokkenen en Bureau Jeugdzorg (BJZ) gekeken worden hoe verder te handelen.

Complicatie, prognose en beloop

Alcohol

Kinderen met foetaal alcoholsyndroom hebben een achterstand in hun geestelijke ontwikkeling. De mate van alcoholgebruik lijkt gerelateerd aan een verhoogde kans op gestoord internaliserend (o.a. depressief) en externaliserend (o.a. agressief) gedrag bij kinderen op zesjarige leeftijd.

Opiaten

Hoewel nog geen goed onderzoek is verricht, lijken er op dit moment geen duidelijke aanwijzingen dat opiaten zelf een schadelijk effect op de lange termijn hebben. Wel kunnen bijkomende oorzaken zoals ondervoeding, dysmaturitas of onvoldoende stimulatie door de moeder een subtiel effect hebben op de ontwikkeling.

Cocaïne

Gedrags- en leerstoornissen zijn beschreven bij cocaïnegebruik van de moeder. Recent is er een onderzoek verschenen dat spraak/taalachterstand aantoont bij kinderen van cocaïneverslaafde moeders.

Rol van de huisarts

Gezien zijn kennis van de sociale context waarin de moeder en het kind zich bewegen, is de rol van de huisarts cruciaal in het constateren van een veilige leefomgeving voor het kind. Vaak is het mogelijk om in samenspraak met Bureau Jeugdzorg en andere familieleden een zodanig systeem op te zetten dat goede verzorging en veiligheid van het kind te garanderen zijn.

Bij constatering van een nieuwe zwangerschap dient de vrouw te worden verwezen naar de tweede/derde lijn. In vrijwel elk academisch ziekenhuis is een speciaal team werkzaam waarbinnen gynaecoloog en kinderarts nauw samenwerken en dat specifieke kennis heeft van de beschikbare mogelijkheden voor behandeling en begeleiding van moeder en kind.

Literatuur

Finnegan LP. Neonatal abstinence. In: Nelson N (ed.). Current therapy in neonatal-perinatal medicine. St. Louis: Mosby, 1985. pp. 262-70.

Sood B, Delaney-Black V, Covington C, Nordstrom-Klee B, Ager J, Templin T. Prenatal alcohol exposure and childhood behavior at age 6 to 7 years: I. Dose-response effect. Pediatrics. 2001;108(2):E34.

4 Gevolgen voor het kind van voortijdig breken van de vliezen

Definitie en etiologie

'Voortijdig' wordt gedefinieerd als meer dan 24 uur voor de uiteindelijke partus. De etiologie is niet volstrekt helder, meestal breken de vliezen door een onbekende oorzaak. Er kan een intra-uteriene infectie ontstaan die leidt tot weeënactiviteit. Het breken van de vliezen vóór het begin van de baring leidt in 85 procent van de gevallen tot een bevalling binnen zeven dagen.

Incidentie

De incidentie van het voortijdig breken van de vliezen is ongeveer 0,5 procent tussen de 16 en 26 weken, 1 procent tussen 26 en 34 weken, 1,5 procent tussen 34 en 37 weken en 8 procent na 37 weken.

Klinische presentatie

Wanneer het breken van de vliezen al voor de 26e zwangerschapsweek plaatsvindt, kan zich longhypoplasie ontwikkelen. Deze wordt gekenschetst door een (sterk) verminderd vermogen tot O_2-opname en CO_2-uitwas. In ernstige vormen is deze aandoening lethaal. Contracturen van de extremiteiten zijn niet zeldzaam, maar kunnen vrijwel altijd met fysiotherapie worden gecorrigeerd.

Een infectie na voortijdig gebroken vliezen komt frequent voor. Bij het breken van de vliezen voor de 27e week is de kans op chorioamnionitis ongeveer 50 procent. Chorioamnionitis verhoogt de kans op bronchopulmonaire dysplasie en is geassocieerd met een slechtere uitkomst. Een acute intra-uteriene bacteriële infectie is vaak de oorzaak dat de baring alsnog op gang komt. De infectie kan vroegtijdig (< 48 uur na de partus) bij het kind optreden (*early onset* sepsis), of laat (> 48 uur, *late onset* sepsis). In de meeste gevallen is de groep-B-streptokok de veroorzaker.

Aanvullend onderzoek

Het aantonen van vruchtwaterverlies gebeurt vaak via de anamnese en anders is de varentest mogelijk; opgedroogd vruchtwater heeft onder de microscoop een varenvormige structuur.

Therapie

Hoewel nooit bewezen, is bedrust van moeder een standaardtherapie. Antibiotica (erytromycine) kunnen worden voorgeschreven bij voortijdig gebroken vliezen bij een zwangerschapsduur < 37 weken. Volgens een recente meta-analyse lijkt dit een gunstige invloed te hebben op de duur van de zwangerschap en op chorioamnionitis, neonatale infecties en cerebrale afwijkingen bij het kind.

Complicatie, prognose en beloop

De prognose is sterk afhankelijk van het moment in de zwangerschap waarop de vliezen zijn gebroken. Als dit al voor de 23e week is gebeurd en er geen of nauwelijks vruchtwater is gezien bij herhaalde echografische onderzoekingen, is de prognose zeer somber. De meeste kinderen van deze zullen vanwege longhypoplasie overlijden. De mate van infectie is een andere belangrijke determinant.

De complicaties van het voortijdig breken van de vliezen zijn dus ook afhankelijk van de duur van de zwangerschap op het moment van breken. Bij het breken van de vliezen vóór 26 weken is de kans op longhypoplasie duidelijk aanwezig.

Rol van de huisarts

Indien de huisarts vaststelt dat de vliezen zijn gebroken (varentest) dient hij de moeder door te verwijzen naar diegene die de zwangere vrouw onder controle heeft. Bij een zwangerschap onder de 37 weken zou dat de gynaecoloog moeten zijn, eventueel de verloskundige.

5 Oorzaken en gevolgen van poly-, oligo- en anhydramnion bij het kind

Definitie en etiologie

Bij deze aandoeningen is er een afwijkende hoeveelheid vruchtwater. Vaak ligt de oorzaak hiervan bij de foetus, hoewel in het voorgaande hoofdstuk betreffende het voortijdig breken van de vliezen een oorzaak buiten de foetus is gegeven.

Polyhydramnion is de aanwezigheid van meer dan 2 liter vruchtwater. De etiologie is gerelateerd aan maternale diabetes (met name bij een hoog gewicht), foetale afwijkingen van het centrale zenuwstelsel en gastroïntestinale afwijkingen die beide het doorslikken verminderen, en hydrops foetalis. Hoe ernstiger de mate van polyhydramnion, des te vaker er een oorzaak wordt gevonden. In 5-10 procent van de gevallen is er sprake van chromosomale afwijkingen.

TABEL 5-1 *Oorzaken en frequentie van voorkomen van polyhydramnion in procenten*

foetale malformaties en genetische afwijkingen	(8-45%)
maternale diabetes	(5-26%)
meerlingzwangerschap	(8-10%)
foetale anemie	(1-11%)
andere oorzaak zoals congenitale virale infectie, syndroom van Bartter, hydrops foetalis	

Oligohydramnion houdt een tekort (< 100 ml) aan vruchtwater in. *Anhydramnion* is het ontbreken van vruchtwater. Vruchtwater wordt gevormd door het amnionvlies aan de oppervlakte van de placenta, maar

foetale urine en longvloeistoffen dragen ook significant bij aan de totale hoeveelheid. De foetus slikt aanzienlijke hoeveelheden door, waardoor de hoeveelheid weer afneemt.
Oligohydramnion kan onder andere een teken zijn van placentaire insufficiëntie (vooral wanneer deze is geassocieerd met groeivertraging), foetale nier(weg)problematiek, chromosoomafwijkingen en het al genoemde vroegtijdig breken van de vliezen (tabel 5-2).

TABEL 5-2 *Oorzaken van oligohydramnion*

maternaal	– medische of obstetrische factoren die geassocieerd zijn met uteroplacentaire insufficiëntie (pre-eclampsie, hypertensie, vaatziekte, nefropathie); – medicatie die de vruchtwaterproductie doet afnemen (ACE-remmers, prostaglandinesynthetaseremmers).
placentair	– partiële solutio; – twin-to-twin-transfusie; – placentatrombose of -infarct.
foetaal	– chromosoomafwijkingen; – congenitale afwijkingen, met name die, welke tot een verminderde urineproductie leiden; – groeiretardatie; – gebroken vliezen.
idiopathisch	

Incidentie

De incidentie van polyhydramnion is ongeveer 0,5 procent, terwijl die van oligohydramnion 0,5-1,5 procent bedraagt. De spreiding is afhankelijk van wat men als definitie neemt en in welke groep het onderzoek is uitgevoerd.

Klinische presentatie

Oligo- en anhydramnion
Indien oligohydramnion is vastgesteld in het tweede trimester en deze blijft bestaan, is de kans op longhypoplasie ten minste 60%. De kans op overleving is dan minder

dan 25%. Naast longhypoplasie kunnen ook standsafwijkingen van de extremiteiten ontstaan.

Polyhydramnion
Net als oligohydramnion is polyhydramnion geassocieerd met een hoge perinatale sterfte (40-50%). Het klinisch beeld van een kind dat geboren wordt na een zwangerschap die gecompliceerd is door polyhydramnion, is volledig afhankelijk van de onderliggende oorzaak.

Aanvullend onderzoek

De diagnose vruchtwaterafwijking wordt bepaald door echoscopie, nadat het lichamelijk onderzoek een indicatie hiervoor heeft gegeven. Karyotypering is vaak aangewezen, terwijl veel congenitale afwijkingen via de echoscopie (eventueel 3D) en MRI-scan kunnen worden gevisualiseerd.

Therapie

Oligohydramnion
In de zeldzame gevallen waarin er geen chromosomale afwijkingen zijn, daarnaast intacte vliezen en een normaal functionerend renaal systeem, kunnen herhaalde amnio-infusies longhypoplasie voorkómen.

Polyhydramnion
In casestudy's is verslag gedaan van volumevermindering door herhaalde puncties. Tevens is getracht met prostaglandinesynthetaseremmers (zoals indomethacine) de foetale urineproductie te verminderen.

Complicatie, prognose en beloop

Een belangrijke complicatie van te weinig vruchtwater is, naast het ontstaan van longhypoplasie, het risico van asfyxie ten tijde van de partus. Deze ontstaat door compressie van de navelstreng. De prognose en het beloop van zowel oligohydramnion als polyhydramnion is verder sterk afhankelijk van het onderliggend lijden.

6 Liggingsafwijkingen

Definitie

Er zijn verschillende liggingsafwijkingen die bij de neonaat tot problemen kunnen leiden.
Kruinligging. Hierbij is de stand van het hoofd zodanig dat de grote fontanel zich in de bekkenas bevindt. Hierdoor is de hoofdomtrek wanneer het het bekken passeert groter dan bij een achterhoofdsligging, zodat de uitdrijving moeizamer zal gaan.
Stuitligging. Hierbij is onderscheid te maken tussen een onvolkomen stuitligging waarbij de voeten tegen de hals aan liggen, de halfonvolkomen stuitligging waarbij een voetje naast de stuit ligt, en de volkomen stuitligging waarbij beide voetjes naast de stuit zijn gelegen.
Dwarsligging. Deze kan worden onderscheiden naar dat deel van het lichaam van de foetus dat zich het dichtst bij de bekkeningang bevindt.

Incidentie

De frequentie van een stuitligging is ongeveer 3 procent, terwijl die van een dwarsligging minder dan 0,5 procent is.

Klinische presentatie

Kruinligging. Uit de vervorming van het hoofd en de plaats van het caput succedaneum, dat zich op of iets vóór de voorste fontanel bevindt, is af te leiden dat het kind in kruinligging heeft gelegen.
Liggingsafwijkingen zoals stuitligging zijn vaak geassocieerd met afwijkingen aan de uterus of de foetus. In tabel 6-1 staan verschillende oorzaken van bijvoorbeeld een veranderde vorm van de uterus, een bijzondere vorm van de foetus, of van een ander bewegingspatroon van de foetus, die een liggingsafwijking veroorzaken.

TABEL 6-1 *Risicofactoren die kunnen leiden tot liggingsafwijkingen bij de foetus*

veranderde intra-uteriene omgeving	– uterusafwijkingen (uterus bicornis of uterus septus) – ruimte-innemend proces (myomen) – placentaire afwijkingen (placenta praevia) – multipariteit, wat resulteert in een slappe abdominale wand en een rondere intra-uteriene ruimte – polyhydramnion, oligohydramnion – verkleind bekken
veranderde foetale vorm	– foetale anomalie (anencefalie, hydrocefalie, sacrococcygeaal teratoom)
veranderde foetale motiliteit	– drukte door meerlingzwangerschap – foetale nood waardoor verminderde activiteit – vertraagde groei – neurologische afwijkingen – korte navelstreng – foetale sterfte

Aanvullend onderzoek

Stuitligging geeft een verhoogde kans op heupdysplasie, die nog toeneemt als het een meisje betreft en de familieanamnese positief is. Een echo van de heupen bij een afwijkende handgreep van Ortolani geeft een juiste diagnose.

Therapie

Heupinstabiliteit zal spontaan binnen enkele weken verdwijnen. De voorkeurstherapie bij een heupdysplasie is gebruik van een spreidbroek, met uitstekend resultaat.

Complicatie, prognose en beloop

Naast de verhoogde kans op heupdysplasie bij stuitligging, zijn er in principe geen andere complicaties bij liggingsafwijkingen. Wel is dat het geval als de liggingsafwijking terug te brengen is op een duidelijke afwijking bij de foetus. De prognose en beloop zijn dan afhankelijk van deze afwijking.

Rol van de huisarts/verloskundige

Liggingsafwijking zoals een stuit- of dwarsligging, opgespoord ten tijde van de zwangerschap, moet leiden tot verwijzing naar de tweede lijn. Van daaruit wordt eventuele vervolgdiagnostiek ingezet.

7 Zuurstoftekort rondom de geboorte (perinatale asfyxie)

Definitie en etiologie

Volgens de American Academy of Pediatrics (consensus 1992) wordt gesproken van (ernstige) perinatale asfyxie wanneer er sprake is van:
- metabole acidose: pH < 7,00;
- een apgarscore < 3 op de postnatale leeftijd van > 5 minuten;
- klinische symptomen van een hypoxisch-ischemische encefalopathie (HIE) in de eerste dagen na de geboorte;
- tekenen van multi-orgaanfalen in de eerste dagen na de geboorte.

De etiologie van perinatale asfyxie is zeer divers en behelst alle obstetrische complicaties (solutio placentae, uitgezakte navelstreng, enz.) en neonatale ziektebeelden (intrauteriene infectie, aangeboren afwijkingen, enz.) die de opname van zuurstof en de doorbloeding van de vitale organen zoals de hersenen bij het kind ernstig belemmeren.

Incidentie

Door het gebruik van verschillende definities varieert de beschreven incidentie van perinatale asfyxie tussen de 2 en 30 per 1000 levend geboren, voldragen (> 37 weken) pasgeborenen.

Klinische presentatie

In de meeste gevallen zal het kind zich direct na de bevalling presenteren met bleekheid, hypotonie, sterk verlaagd bewustzijn, asystolie/bradycardie met hypotensie en apneu met cyanose. Als er sprake is van een postnatale oorzaak kan de initiële toestand van het kind nog redelijk zijn, maar treedt een progressieve verslechtering op in de eerste minuten na de bevalling. Soms wordt de asfyxie gecompliceerd door het beeld van een persisterende pulmonale hypertensie van de neonaat (PPHN) (hoofdstuk 21).

Het klinische beeld na reanimatie en stabilisatie wordt meestal gekenmerkt door de HIE, waarbij drie stadia (volgens Sarnat) bestaan, zoals weergegeven in tabel 7-1.

TABEL 7-1 *Stadia van neonatale encefalopathie volgens Sarnat**

stadium 1	verhoogde prikkelbaarheid, hyperexcitatie, tremoren, hyperalertheid
	verhoogde primitieve en peesreflexen
	verhoogde sympathische activiteit (mydriasis, tachycardie, prikkelbaarheid)
	wisselende spiertonus
stadium 2	lethargie
	milde hypotonie
	verlaagde reflexen
	convulsies (soms afwezig)
stadium 3	coma
	ernstige hypotonie
	hersenstamdisfunctie (apneu)
	autonome disfunctie
	verhoogde intracraniële druk
	convulsies (strekkrampen)

* *De stadia zoals beschreven in deze tabel zijn een korte samenvatting van de volledige Sarnat score.*

Differentiaaldiagnose

Het bestaan van een HIE wordt als het belangrijkste kenmerk van een perinatale asfyxie beschouwd. Toch dient men ook aan andere oorzaken van een HIE te denken en zo nodig uit te sluiten. Andere oorzaken zijn cerebrale aanlegstoornissen, intracerebrale bloedingen of infarcten, metabole afwijkingen, neuromusculaire aandoeningen en infecties. Men dient deze alternatieve oorzaken vooral te overwegen wanneer er, ondanks de aanwezigheid van een encefalopathie, onvoldoende criteria zijn om te spreken van perinatale asfyxie. Aangezien een aantal van deze aandoeningen ook (secundair) kan leiden tot een perinatale asfyxie, kan de HIE ook een combinatie van oorzaken hebben.

Aanvullend onderzoek

Het aanvullend onderzoek bij de asfyctische pasgeborene richt zich zowel op de oorzaak van de asfyxie als op de aanwezigheid en ernst van de orgaanschade veroorzaakt door de hypoxie/ischemie (multi-orgaanfalen). Onderzoek naar de oorzaak begint met een gedetailleerde obstetrische anamnese, inclusief incidenten vlak vóór, tijdens, of na de partus. Het lichamelijk onderzoek geeft eventueel aanknopingspunten voor nader onderzoek naar neonatale oorzaken van de asfyxie.
Naast de anamnese en het lichamelijk onderzoek (Sarnatscore, tabel 7-1) wordt bij het inventariseren van orgaanschade ook gebruikgemaakt van onder andere bloeden/of urineonderzoek, elektrofysiologisch onderzoek (elektro-encefalografie (EEG), cerebrale-functiemonitoring (CFM), *evoked potentials* (EP)) en beeldvorming van de hersenen (echografie, CT, MRI).

Therapie

In de acute fase direct na de geboorte zal de therapie vooral bestaan uit het herstellen van de vitale functies, met als belangrijkste doel het beperken van verdere schade door hypoxie en ischemie. Dit betekent bij een extramurale bevalling zuurstoftoediening direct na de geboorte, beademing met masker en ballon en zo snel mogelijk transport naar het ziekenhuis. Zo nodig kan daar gestart worden met beademing, circulatoire ondersteuning, correctie van metabole ontregelingen (hypoglykemie, metabole acidose) en het voorkomen van afkoeling.
Bij een zich ontwikkelende HIE kunnen convulsies optreden, die behandeld dienen te worden met anticonvulsiva. De meest gebruikte middelen zijn fenobarbital, lidocaïne en midazolam.
Onderzoek naar de pathogenese van cerebrale schade bij perinatale asfyxie heeft uitgewezen dat een deel van de

schade direct na het acute incident optreedt (primaire celdood of necrose) en een deel tijdens de reperfusiefase in de uren daarna (vertraagde celdood of apoptose). Deze tweede, vertraagde fase van celdood is dus mogelijk nog te beïnvloeden in de eerste uren na de geboorte. Onderzocht zijn middelen ter vermindering van hersenoedeem (mannitol, dexamethason), calciumblokkers, glutamaat-antagonisten, middelen ter bestrijding van vrije radicalen (allopurinol) en hypothermie van het brein (*head cooling*). Kleine studies hebben bij enkele van deze interventies gunstige effect aangetoond als het gaat om de langetermijnprognose. Grote gerandomiseerde studies dienen echter deze bevindingen te bevestigen alvorens toepassing in de dagelijkse praktijk mogelijk is.
Behalve met cerebrale schade dient men ook rekening te houden met ander orgaanfalen (MOF) en de behandeling daarop aan te passen.

Complicatie, prognose en beloop

Langetermijnonderzoek heeft aangetoond dat kinderen na een perinatale asfyxie een grotere kans hebben op overlijden en/of ernstige neurologische restverschijnselen zoals mentale retardatie en zogenoemde 'cerebral palsy' (spastische quadriplegie). Uit onderzoek blijkt dat kinderen met een HIE stadium 1 een goede prognose hebben. Kinderen met een HIE stadium 2 en 3 hebben respectievelijk 30-50 procent en > 90% kans op overlijden of ernstige neurologische schade op de leeftijd van 5 jaar. Vooral bij kinderen met HIE stadium 2 lijkt er dus behoefte aan onderzoek dat de prognose beter kan voorspellen.
Initieel werd vooral gekeken naar klinische of biochemische parameters zoals apgarscore, duur van de asystolie/apneu na de geboorte, neurologisch onderzoek, navelstreng-pH, enzovoort. Hoewel allemaal geassocieerd met de kans op restschade, worden de sensitiviteit en specificiteit pas klinisch relevant wanneer men terechtkomt bij de extreme uitslagen van deze parameters. Het optreden van vroege convulsies (eerste uren na de geboorte) die moei-

lijk of niet te behandelen zijn, is een prognostisch ongunstige factor.

Kinderen met ernstige afwijkingen op het EEG (*burst-suppression*, iso-elektrisch) en de *evoked potentials* hebben een grote kans op restschade, zeker wanneer deze afwijkingen persisteren in/na de eerste levensweek.

Bij het beeldvormend onderzoek neemt MRI een prominente plaats in. Dit onderzoek geeft goede prognostische informatie, ook in de acute fase van de perinatale asfyxie. Het optimale tijdstip voor de MRI ligt in deze acute fase rond de 4e-5e levensdag.

Wanneer er op basis van de hierboven genoemde onderzoeken een grote kans is op overlijden of ernstige neurologische restschade, kan in overleg met de ouders worden besloten om de tot dan toe toegepaste intensieve therapie te staken, met als mogelijk gevolg dat het kind overlijdt.

Literatuur

American Academy of Pediatrics. Guidelines for perinatal care. Elk Grove Village (IL): American Academy of Pediatrics, 1992. pp. 221-4.

Cowan F. Outcome after intrapartum asphyxia in term infants. Semin Neonatal 2000;5:127-40.

Dilenge M, Majnemer A, Shevell M. Long-term developmental outcome of asphyxiated term infants. J Child Neurol 2001;16:781-92.

8 Grenzen aan behandeling

Van veel behandelingen in de geneeskunde weten we dat deze enige risico's inhouden. Ook is vaak bekend dat de kans op succes niet 100 procent is.

Binnen de neonatologie is dat niet anders. De zwangerschapsduur en het geboortegewicht bepalen voor een groot gedeelte de kans op overleving en in mindere mate de kans op latere handicaps.

De afgelopen decennia zijn er grote stappen vooruit gezet in de behandeling van te vroeg geboren kinderen. De introductie van intraveneuze voeding voor prematuren, betere beademingstechnieken, het geven van surfactant direct na de geboorte en de prenatale toediening van corticosteroïden aan de moeder hebben de mortaliteit en morbiditeit sterk verminderd. De centralisatie, waarbij moeders met een bedreigde zwangerschap worden overgeplaatst naar een academisch centrum, heeft ook bijgedragen aan een betere uitkomst voor zowel moeder als kind.

Niet alleen hebben deze ontwikkelingen geleid tot een betere prognose voor te vroeg geboren kinderen vanaf 28 weken, ook is de behandelgrens omlaag gegaan. In de meeste Europese landen start men de behandeling vanaf 23 weken zwangerschapsduur, in Nederland is men terughoudender vanwege de grote kans op latere afwijkingen.

Mortaliteit bij ernstige prematuriteit

In Nederland overlijden door de eerder genoemde terughoudendheid vrijwel alle extreem te vroeg geboren kinderen. Uit buitenlandse studies blijkt dat ook daar het overgrote gedeelte ofwel in de verloskamer, ofwel op de neonatale intensive care overlijdt (tabel 8-1). Van de ruim 1000 kinderen die in 1995 in Engeland werden geboren na een zwangerschapsduur van 25 weken of minder ging ongeveer eenderde naar huis en overleed tweederde.

TABEL 8-1 *Resultaten van een grote Britse studie (1995) naar mortaliteit bij extreem te vroeg geboren kinderen*

	23 weken	*24 weken*	*25 weken*
levend geboren (n)	241	382	424
overleden in verloskamer (%)	46%	22%	16%
overleden op IC (%)	43%	52%	40%
naar huis (%)	11%	26%	44%

Morbiditeit bij ernstige prematuriteit

Ook hier geldt dat we eigenlijk afhankelijk zijn van grote studies uit het buitenland. Wel zijn er uitgebreide studies verricht (het POPS-onderzoek) naar een Nederlands geboortecohort uit 1983; het ging om kinderen die ofwel bij hun geboorte < 1500 gram wogen, óf waren geboren na een zwangerschapsduur < 32 weken. De resultaten hiervan laten zien dat in de basisschoolleeftijd meer taal- en gedragsstoornissen voorkwamen. Op 19-jarige leeftijd was het gemiddelde IQ 100 en waren de jongvolwassenen erg tevreden over hun leven. Ongeveer eenderde van de jongvolwassenen had op enigerlei wijze problemen met opleiding, werk of relaties.

Uit de al eerder genoemde Britse studie blijkt dat bij de kinderen die overleven de resultaten wisselend zijn (tabel 8-2). Uit deze studie blijkt ook dat meisjes het beter doen dan jongens.

TABEL 8-2 *Neurologische outcome op zesjarige leeftijd van extreem te vroeg geboren kinderen die de neonatale fase overleefden*

	23 weken	*24 weken*	*25 weken*
aantal kinderen	26	100	186
geen of milde handicap	36%	49%	60%
ernstige handicap	23%	29%	18%

Richtlijn behandeling te vroeg geboren kinderen
In november 2005 is een richtlijn aangenomen die stelt dat vanaf 24 weken bij een dreigende bevalling altijd wordt overlegd met een perinatologisch centrum. In principe wordt dan nog niet met een actieve behandeling gestart, behoudens in zeer speciale gevallen. Vanaf 25 weken wordt er in principe wel gestart met een behandeling, maar zijn er per centrum wel duidelijke grenzen geformuleerd. Vanaf 26 weken is er geen restrictie meer in de initiatie van de behandeling.

Rol van huisarts/ verloskundige

Bij pijn in de onderbuik bij zwangeren dient altijd in overweging te worden genomen dat het kan gaan om het inzetten van de bevalling. Verwijzing naar een gynaecoloog is dan geïndiceerd. Het beleid anno 2007 is erop gericht om vanaf 25 weken de kinderen een kans te geven, behoudens zeer speciale gevallen.

Literatuur

Marlow N, Wolke D, Bracewell MA, Samara M (EPICure Study Group). Neurologic and developmental disability at six years of age after extremely preterm birth. N Engl J Med 2005;352:9-19.

DEEL II ADEMHALINGSPROBLEMEN BIJ DE PASGEBORENE

9 Apneus op de neonatale leeftijd

Definitie en etiologie

Onder een apneu wordt verstaan het stoppen van de spontane ademhalingsactiviteit gedurende een aaneengesloten periode van langer dan 15 seconden, meestal gevolgd door een daling van de zuurstofspanning (hypoxie) en/of een bradycardie.
Apneus kunnen worden onderverdeeld in drie categorieën:

1. *Centrale apneus*
   Bij een centrale apneu vindt geen activering plaats van de ademhalingsspieren vanuit het ademhalingscentrum in de hersenstam.
2. *Obstructieve apneus*
   Tijdens een obstructieve apneu is er wel activering van de ademhalingsspieren vanuit de hersenstam, maar voorkomt een obstructie in de (bovenste) luchtwegen dat er lucht in de longen stroomt.
3. *Gemengde apneus*
   Dit is de meest voorkomende vorm van apneus, waarbij er een mengbeeld bestaat van centrale en obstructieve apneus.

Apneu wordt over het algemeen veroorzaakt door onrijpheid van het ademhalingcentrum gelegen in de hersenstam, of secundair aan andere neonatale ziektebeelden (zie differentiaaldiagnose).

Incidentie

De incidentie van apneus is sterk afhankelijk van de zwangerschapsduur, met een incidentie van bijna 100 procent bij kinderen < 32 weken. Ook bij à terme geboren kinderen kunnen apneus voorkomen, maar over de incidentie hiervan is weinig bekend.

Klinische presentatie

Bij een apneu is er bijna altijd sprake van centrale cyanose. Daarnaast treedt er vaak een daling op van de hartslag (bradycardie). Indien men de patiënt goed observeert kan men afhankelijk van de soort apneu een verandering zien in het ademhalingspatroon. Bij een centrale apneu wordt geen ademhalingsactiviteit meer waargenomen. Indien er sprake is van een obstructieve apneu, is er juist sprake van een verhoogde ademarbeid met vaak ook gebruik van hulpademhalingsspieren (intrekken). Figuur 9-1 geeft een voorbeeld van een monitorregistratie van een centrale apneu gepaard gaande met een bradycardie en een daling van de zuurstofsaturatie.

Differentiaaldiagnose

Apneus zijn erg aspecifiek en kunnen door een groot aantal neonatale ziektebeelden veroorzaakt worden. Oorzaken van neonatale apneus zijn:

- prematuriteit;
- infectie;
- anemie;
- medicatie (prostaglandine E1, magnesium, opiaten);
- intraventriculaire bloeding;
- convulsie;
- hypoxie;
- houding;
- open ductus Botalli;
- instabiliteit lichaamstemperatuur;
- hyperventilatie (hypocapnie);
- metabole stoornissen (hypoglykemie, hyponatriëmie, acidose);
- gastro-oesofageale reflux.

Van een aantal oorzaken, zoals reflux, is het bewijs voor een causaal verband met apneus nog erg mager. Indien er sprake is van apneus dient men alle mogelijke oorzaken te overwegen en zo nodig uit te sluiten of aan te tonen.

Aanvullend onderzoek

Dit is er vooral op gericht om de onderliggende oorzaak van de apneus te achterhalen. Een belangrijk onderdeel van dit proces vormt de observatie van de patiënt. Op basis van de monitorinformatie over ademhaling, hartslag en pulsoxymetrie probeert met eerst te differentiëren tussen de drie verschillende categorieën van apneus. Eventueel kan bij twijfel een meerkanaalsregistratie of polysomnografie meer details geven over het verloop van de apneu.

Verder aanvullend onderzoek zal meer diagnosespecifiek zijn, zoals een bloedbeeld met infectieparameters, een elektro-encefalografie (EEG), een echo van de hersenen, enzovoort. De diagnose apneus door prematuriteit wordt 'per exclusionem' gesteld.

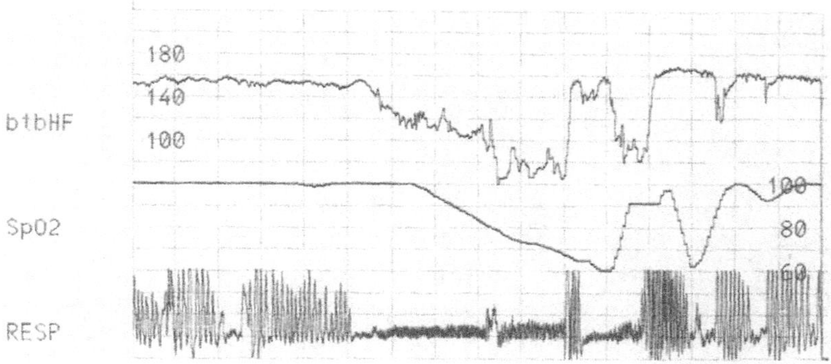

FIGUUR 9-1 *Monitorregistratie met van boven naar onder een grafische weergave van de hartfrequentie (btbHF), zuurstofsaturatie (SpO_2) en de ademhalingsimpedantie (RESP). Er is duidelijk te zien dat de uitslag van de RESP plotseling afneemt, als uiting van een centrale apneu. Hierop vindt zowel een daling van de btbHF als de SpO_2 plaats.*

Therapie

Bij sommige oorzaken is de therapie relatief eenvoudig, bijvoorbeeld het aanpassen van de houding, uitzuigen van slijm uit de neus, het strakker reguleren van de lichaamstemperatuur, het (indien mogelijk) staken of antagoneren van medicatie, enzovoort.

Indien een infectieuze oorzaak niet valt uit te sluiten, zal

men, gezien de verstrekkende gevolgen van een onbehandelde infectie, na afname van kweken starten met antibiotica. De meest gebruikte medicamenteuze behandeling bij apneus zijn methylxanthines (cafeïne, theofylline). Methylxanthines geven een toename van het ademminuutvolume, verhogen de gevoeligheid van de chemoreceptoren voor koolzuur, verlagen de drempel voor ademhalingsdepressie door hypoxie, verbeteren de diafragmafunctie en verminderen periodiek ademhalen. Een meta-analyse heeft aangetoond dat methylxanthines het aantal apneus vermindert evenals het gebruik van kunstmatige beademing. Daarnaast heeft recent onderzoek uitgewezen dat methylxanthines de incidentie van bronchopulmonale dysplasie verlagen, waarschijnlijk door een verkorting van de beademingstijd. De effecten op de psychomotorische ontwikkeling zijn op dit moment nog niet bekend.
De meest gebruikte niet-medicamenteuze behandeling voor apneus is 'continuous positive airway pressure' (CPAP). Zeker indien er sprake is van een obstructieve component, kan CPAP (5-6 cmH_2O) uitkomst bieden door het 'spalken' van de luchtwegen zodat deze niet langer kunnen collaberen. Maar CPAP verbetert ook het residuaal longvolume zodat mogelijk hypoxie tijdens de apneu minder snel optreedt.
Indien bovenstaande behandeling de apneus niet onder controle krijgt, wordt in de regel overgegaan op kunstmatige beademing.

Complicatie, prognose en beloop

Indien de apneus veroorzaakt worden door een prematuur ademhalingspatroon, kan het bij prematuur geboren kinderen < 28 weken tot de 44e postconceptuele week duren voordat de apneus 'verdwijnen', of beter gezegd, net zo frequent voorkomen als bij à terme geboren kinderen. Dit is meestal het tijdstip waarop kinderen met ontslag gaan. Thuismonitoring is dan ook meestal niet geïndiceerd.

Lange tijd is gedacht dat er een direct verband bestond tussen aanhoudende apneus en wiegendood. Recent onderzoek heeft deze verbanden niet aangetoond. Wel bestaat er een associatie omdat zowel apneus als wiegendood vaker voorkomen bij prematuur geboren kinderen. De effecten van apneus op de psychomotorische ontwikkeling op lange termijn zijn lastig te onderzoeken, omdat de meeste kinderen met apneus vaak ook andere problemen (intracraniële bloedingen, bronchopulmonale dysplasie (BPD)) hebben die van invloed kunnen zijn op de latere ontwikkeling. Voorlopig blijft het nog onduidelijk of en in welke mate apneus (en vooral de hypoxie) bijdragen tot een slechtere psychomotorische ontwikkeling op de lange termijn.

Literatuur

Baird T. Clinical correlates, natural history and outcome of neonatal apnoea. Semin Neonatol 2004;9:205-11.

Martin R, Abu-Shaweesh J, Baird T. Apnoea of prematurity. Paediatr Respir Rev 2004;5(Suppl A):S377-82.

10 *Respiratory-distress syndrome*

Definitie en etiologie

Het neonataal *respiratory-distress syndrome* (RDS), vroeger ook wel 'hyaliene membraanziekte' genoemd, is een ziektebeeld dat bijna uitsluitend voorkomt bij prematuur geboren kinderen en dat gekenmerkt wordt door een endogeen tekort aan surfactant in combinatie met een structureel onrijpe long.

Incidentie

Mede afhankelijk van de definitie wordt de incidentie van RDS geschat op 3-9 per 1000 levend geboren kinderen. Zoals hieronder weergegeven is er een aantal risicofactoren voor het ontstaan van een RDS, waarvan prematuriteit de belangrijkste is. Bij kinderen geboren vóór een zwangerschapsduur van 28 weken is de kans op een RDS bijna 80 procent.

Klinische presentatie

De typische presentatie van een kind met RDS is tachy-/dyspneu met cyanose in kamerlucht. De dyspneu is meestal meer uitgesproken dan de tachypneu en bestaat uit kreunen, neusvleugelen en inter/subcostaal intrekken. Bij auscultatie van de longen is er sprake van een verminderd ademgeruis en crepitaties. Deze verschijnselen ontstaan meestal in de eerste zes uur na de geboorte en hebben de eerste 24 uur een progressief karakter.
Ter ondersteuning van de diagnose dient men risicofactoren te identificeren. Risicofactoren voor RDS zijn: prematuriteit, mannelijk geslacht, blank ras, sectio caesarea en maternale diabetes.

Differentiaal-diagnose

Hoewel een grote groep pulmonale aandoeningen gepaard kan gaan met respiratoire klachten direct na de geboorte, zijn de belangrijkste differentiaaldiagnostische overwegingen bij het klinische beeld van een RDS een transiënte tachypneu van de neonaat (TTN), ook wel aangeduid met 'wet lung', en een pneumonie. In tegenstelling tot de RDS is er bij de TTN meestal sprake van een progressieve verbetering in de eerste 24 uur na de geboorte. Vooral een groep-B-streptokokkenpneumonie is klinisch moeilijk te onderscheiden van een RDS. Risicofactoren voor een perinatale infectie, zoals koorts durante partu, langdurig gebroken vliezen of bekend dragerschap bij moeder, kunnen belangrijke aanknopingspunten zijn voor een juiste diagnose.

Aanvullend onderzoek

Het belangrijkste diagnosticum voor de diagnose RDS is een thoraxfoto. Deze laat een duidelijk verlaagde luchthoudendheid van de longen zien met een diffuse witte reticulogranulaire sluiering over alle longvelden. Dit resulteert in een verlaagd longvolume. Met behulp van de thoraxfoto (figuur 10-1) kan men de ernst van de RDS scoren volgens de gradering van Giedion (tabel 10-1). Hoewel het röntgenologische beeld van een RDS duidelijk anders is dan bij een TTN, is het onderscheid met een groep-B-streptokokkenpneumonie in sommige gevallen onmogelijk te maken. Daarom zullen bij alle kinderen oppervlaktekweken afgenomen worden en indien er risicofactoren voor een perinataal infect zijn tevens een bloedkweek. Infectieparameters in het bloed zijn in de vroege fase weinig sensitief en specifiek.
Het verdere aanvullende onderzoek zal voornamelijk bestaan uit controle van de gaswisseling (bloedgasanalyse) en het daarop aanpassen van de respiratoire ondersteuning.

TABEL 10-1 *Gradering van RDS volgens Giedion*

graad 1	reticulogranulair patroon
graad 2	reticulogranulair patroon met luchtbronchogram
graad 3	reticulogranulair patroon, luchtbronchogram en onscherpe hartcontour
graad 4	volledig witte foto, zonder duidelijke hartcontour

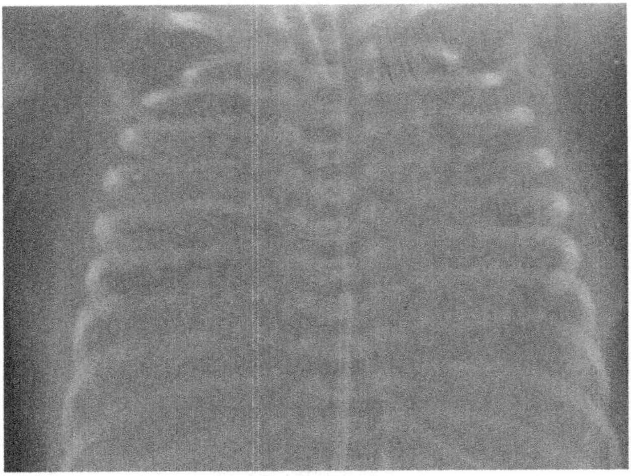

FIGUUR 10-1 *Voor – achterwaartse thoraxfoto van een beademde patiënt met een RDS-graad 4. Er is sprake van een volledig witte foto door afwezigheid van lucht in de longen. De hartcontour is niet langer herkenbaar.*

Therapie

Het herstel van de longfunctie met behulp van respiratoire ondersteuning en het toedienen van exogeen gemodificeerd natuurlijk surfactant vormt de basis van de behandeling van RDS. Het uiteindelijke doel is het bewerkstelligen van acceptabele gaswisseling met zo min mogelijk secundaire longschade. De respiratoire ondersteuning bestaat uit het geven van extra zuurstof en stabiliseren van luchtwegen en longblaasjes met behulp van extra luchtwegdruk. Deze luchtwegdruk kan non-invasief worden toegediend door zogenaamde nasale 'continuous positive airway pressure' (CPAP). Hierbij is het wel noodzakelijk dat de patiënt zelf voldoende ademarbeid kan verrichten voor adequate oxygenatie en koolzuurgasuitwas. Is dat niet het geval, dan dient gestart te worden met kunstmatige beademing, waarbij het gehele ademhalingsproces wordt overgenomen door een beademingsmachine. Voor surfactanttoediening is endotracheale intubatie een vereiste. Dit betekent dat het overgrote deel van de

centra surfactant alleen toedient als er een indicatie bestaat tot kunstmatige beademing (selectief). Een minderheid van de centra dient surfactant toe direct na de geboorte (profylaxe) door alle kinderen kortdurend te intuberen en vervolgens te behandelen met CPAP.
Bij aanwezigheid van risicofactoren voor een perinatale infectie wordt, na afname van kweken, empirisch gestart met intraveneuze antibiotica.

Complicatie, prognose en beloop

Over het algemeen wordt na 48-72 uur een verbetering gezien van de pulmonale conditie, samenvallend met een toegenomen productie van het endogene surfactant. Kortetermijncomplicaties beschreven bij RDS zijn 'air leaks' (pneumothorax, pulmonaal interstitieel emfyseem), longbloedingen, open ductus arteriosus en intracraniële bloedingen. Het is niet altijd duidelijk of deze complicaties ontstaan door het RDS zelf of door de therapeutische interventies. Dat geldt zeker voor een langetermijncomplicatie als bronchopulmonale dysplasie, een ziektebeeld gekenmerkt door onderontwikkeling van de premature long, dat zich klinisch uit in een langdurige behoefte aan respiratoire ondersteuning (maanden) en pulmonale hyperreactiviteit met recidiverende luchtweginfecties in de eerste levensjaren.
Sinds de introductie van antenatale steroïden, exogeen surfactant en kunstmatige beademing is de direct RDS-gerelateerde (vroege) mortaliteit dramatisch gedaald (< 10%). Het effect van RDS op late mortaliteit en de psychomotorische ontwikkeling is veel moeilijker te ontrafelen. Ander prognostische factoren die vaak worden geassocieerd met de aanwezigheid van het RDS, zoals prematuriteit, intracraniële bloedingen en bronchopulmonale dysplasie, lijken daarin een grotere rol te spelen dan het feitelijke ziektebeeld zelf.

Preventie

De belangrijkste preventieve behandeling voor het RDS is het antenataal toedienen van corticosteroïden aan de moeder. Deze behandeling reduceert de incidentie van RDS in geval van een premature bevalling. Het effect is het grootst als de tijdsduur tussen de eerste injectie en de partus meer is dan 24 uur. Antenatale steroïden vergroten ook het effect van surfactanttherapie. Naast deze pulmonale voordelen geeft behandeling met antenatale steroiden ook een lagere mortaliteit en een lagere incidentie van intracraniële bloedingen.

Literatuur

Verma R. Respiratory distress syndrome of the newborn infant. Obstet Gynecol Surv 1995;50:542-55.

11 Transiënte tachypneu van de neonaat (‘wet lung’)

Definitie en etiologie

Transiënte tachypneu van de neonaat (TTN) is een ziektebeeld dat hoofdzakelijk voorkomt bij (bijna) voldragen neonaten en dat zich kenmerkt door ademhalingsproblemen op basis van een vertraagde resorptie van longvocht.

Incidentie

De gerapporteerde incidentie varieert van 3 tot 9 per 1000 levend geboren kinderen, met als belangrijkste risicofactoren mannelijk geslacht en sectio caesarea.

Klinische presentatie

De klinische symptomen van een kind met TTN ontstaan meestal kort na de geboorte en bestaan uit tachy- en dyspneu met milde cyanose in kamerlucht. In tegenstelling tot het *respiratory-distress syndrome* (RDS) staat bij TTN de tachypneu meer op de voorgrond dan de dyspneu. Behoudens wat rhonchi wordt bij auscultatie van de longen over het algemeen geen afwijkingen gehoord.

Differentiaaldiagnose

Differentiaaldiagnostische overwegingen zijn een infectie (pneumonie), RDS, een pneumothorax en aspiratiesyndromen (meconium), al hebben de meeste van deze ziektebeelden, in tegenstelling tot TTN, een sterk progressief karakter in de eerste 24 uur postpartum.

Aanvullend onderzoek

Hoewel het klinische beloop vrij karakteristiek is voor TTN, kan ter differentiatie van andere pulmonale aandoeningen een thoraxfoto worden gemaakt. Deze toont een normale luchthoudendheid van de longen bij een relatief hoog longvolume, streperige tekening perihilair, cardiomegalie, interlobair en soms pleuraal vocht. Aanvullend onderzoek naar andere oorzaken wordt vaak alleen verricht indien het beloop in de tijd afwijkend is voor een TTN.

Therapie

In de meerderheid van de gevallen kan worden volstaan met het geven van extra zuurstof, soms in combinatie met CPAP. Hoewel beschreven in de literatuur, is het zelden nodig om over te gaan op kunstmatige beademing. Indien er een reële verdenking is op een infectie dient men tevens, na afname van kweken, te starten met antibiotica.

Complicatie, prognose en beloop

De respiratoire klachten nemen bij de meeste kinderen in de eerste 6 uur na de geboorte snel in ernst af en het grootste deel is na 24 uur klachtenvrij. Indien er sprake is van ernstige dyspneu of ondersteuning met CPAP, is er een verhoogd risico op het ontstaan van een pneumothorax. Gezien het benigne karakter van dit ziektebeeld en de geringe kans op complicaties, is de prognose qua mortaliteit (< 1%) en langetermijnmorbiditeit uitstekend.

Literatuur

Rawlings J, Smith F. Transient tachypnea of the newborn. AJDC 1984;138:869-71.

12 Pneumothorax

Definitie en etiologie

Een pneumothorax betekent aanwezigheid van vrije lucht in de pleuraholte. Bij de pasgeborene is een pneumothorax meestal het gevolg van een gescheurde alveolus door een onderliggende aandoening of door overrekking.

Incidentie

Zwangerschapsduur en onderliggend probleem bepalen de incidentie. Deze varieert van 1 procent bij spontane pneumothorax tot 10-30 procent bij kinderen met het meconiumaspiratiesyndroom (MAS). Bij te vroeg geborenen is de incidentie na introductie van surfactant gedaald van 25 tot 10 procent.

Klinische presentatie

De klinische verschijnselen zijn tachypnoe, kreunen en een asymmetrische ('bolle') thoraxvorm. Auscultatie levert (mogelijk) een verminderd ademgeruis op aan de aangedane zijde en verplaatsing van de harttonen naar de niet-aangedane zijde. Een pneumothorax treedt veelal acuut op en wordt vooral gezien bij beademde zuigelingen met een onderliggend longprobleem.
Bij transilluminatie is een duidelijke opheldering te zien waar de lucht zich bevindt.

Differentiaaldiagnose

De differentiaaldiagnose omvat andere 'air leak'-syndromen (pneumomediastium, pneumopericard), congenitale hernia diaphragmatica en congenitaal lobair emfyseem.

Aanvullend onderzoek

Een thoraxfoto (2 richtingen) toont waar de lucht zit; let op verplaatsing van hart/mediastinum, 'bulging' van tussen ribben gelegen weefsel en subcutaan emfyseem (zie figuur 12-1). Bloedgasanalyse.

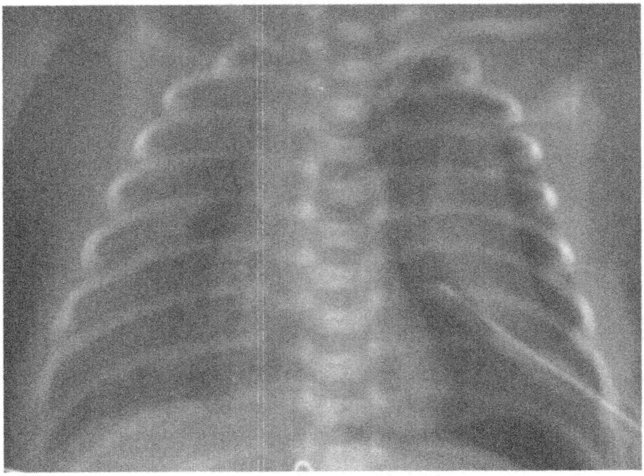

FIGUUR 12-1 *Linkszijdige pneumothorax (met drain) met verschuiving van het mediastinum naar rechts.*

Therapie

De ernst van de verschijnselen bepaalt de behandelingskeuze. Een afwachtend beleid is geïndiceerd bij een zuigeling niet in *distress* (zonder zuurstofbehoefte of voortdurende luchtlekkage), aangezien de pneumothorax doorgaans in enkele dagen spontaan resorbeert. Bij zuigelingen met een gecompromitteerde gaswisseling bestaat de behandeling uit thoracocentese, al of niet gevolgd door continue drainage.

Complicatie en prognose

Pneumothoraxcomplicaties zijn de complicaties als gevolg van de gestoorde gaswisseling, met name hypoxie. Thoraxdrainagecomplicaties kunnen zijn: laceratie van long, hart (soms met tamponnade) en vaten, nervus phrenicus en diafragma. Het onderliggend lijden bepaalt de prognose. Een pneumothorax heeft op zichzelf in principe geen blijvende gevolgen.

Preventie

Bij gebruik van masker en ballon of bij beademde zuigelingen is het van groot belang zich te realiseren dat met (te) hoge drukken een scheuring van alveoli en dientengevolge een pneumothorax kan optreden.

13 Meconiumaspiratiesyndroom

Definitie en etiologie

Het meconiumaspiratie-syndroom (MAS) is een ziektebeeld van doorgaans voldragen pasgeborenen dat zich kenmerkt door respiratoire *distress* en zuurstofbehoefte als gevolg van (perinatale) aspiratie van meconium.

Incidentie

Ongeveer 1 op de 10 zwangerschappen eindigt met meconiumhoudend vruchtwater. Eén tot vijf op de honderd kinderen geboren met meconiumhoudend vruchtwater ontwikkelt MAS. Risicofactoren voor het ontstaan van MAS zijn chronische intra-uteriene hypoxie en/of intra-uteriene infecties.

Klinische presentatie

De klinische verschijnselen van een kind met MAS zijn tachypnoe, (intercostale/sternale) intrekkingen neusvleugelen, kreunen en zuurstofbehoefte. De klinische verschijnselen kunnen na de geboorte aanwezig zijn, maar zich ook in de uren na de geboorte ontwikkelen. Auscultatoir variëren de bevindingen van 'geen afwijkingen' tot asymmetrisch ademgeruis met zeer uiteenlopende bijgeluiden (crepitaties, rhonchi).

Differentiaaldiagnose

Indien sprake is van meconiumhoudend vruchtwater ligt het voor de hand de klinische verschijnselen toe te schrijven aan aspiratie van meconium. *Listeria monocytogenes* kan ook een groenverkleuring van het vruchtwater geven. Gezien de belangrijke rol die intra-uteriene hypoxie en maternale infectie spelen, is het niet altijd mogelijk te onderscheiden welke van deze problemen de oorzaak van neonatale respiratoire *distress* is.

Aanvullend onderzoek

De kliniek vormt de basis voor de diagnose MAS. Transcutane zuurstofspanning, zuurstofsaturatie- en/of koolzuurmetingen tonen (variabele) hypoxemie en hypercapnie, afhankelijk van de ernst van het ziektebeeld. Het karakteristieke radiologische beeld van MAS (thoraxfoto) is 'moppig' en onregelmatig, met gebieden van hyperinflatie en atelectase. Ontstekingsparameters in het bloed zijn weinig sensitief en specifiek. Bloedgasanalyse levert vooral informatie over de mate van verstoring van de gaswisseling.

Therapie

Op basis van de ernst van het ziektebeeld zal de behandeling ondersteunend zijn (temperatuur, vocht, voeding, evt. antibiotica), al of niet met extra zuurstof. Indien er sprake is van een gestoorde gaswisseling kan kunstmatige beademing nodig zijn met longlavage met surfactant (zie bij RDS, hoofdstuk 10). Pulmonale hypertensiebehandeling gebeurt met behulp van stikstofmonoxide-inhalatie (i-NO); extracorporele membraanoxygenatie (ECMO) is het ultimum refugium. Doel is het bewerkstelligen van een acceptabele gaswisseling met zo min mogelijk secundaire longschade. Vanwege associatie met infectie van de moeder zullen kinderen met MAS veelal, na afname van kweken, intraveneuze antibiotica toegediend krijgen.

Complicatie, prognose en beloop

Kortetermijncomplicaties beschreven bij MAS zijn 'air leaks' (pneumothorax, pulmonaal interstitieel emfyseem) en persisterende pulmonale hypertensie met rechts-linksshunt over de ductus Botalli (OBD) en/of via het foramen ovale.
De mortaliteit van MAS ligt, afhankelijk van de geraadpleegde studies, tussen de 5 en 40 procent. Bronchusobstructieve klachten komen op de kinderleeftijd wat vaker voor bij kinderen met MAS ten opzichte van hun controlegroepen. De ernst van MAS en geassocieerde problemen bepaalt hoe deze kinderen zich ontwikkelen. De uitkomst kan variëren van normaal tot ernstige psychomotorische schade.

Preventie

De eerste stap is voorkoming van meconiumlozing voor de geboorte, wat in de praktijk neerkomt op het vermijden van risicofactoren die hiermee geassocieerd zijn, bijvoorbeeld overdragen zwangerschappen en/of andere omstandigheden die wijzen op een falende placentafunctie. Meconiumhoudend vruchtwater is een van de indicaties voor verwijzing naar de tweede lijn. Nauwkeurige controle van de foetale conditie biedt de mogelijkheid snel in te grijpen in geval van foetale nood. In geval van meconiumhoudend vruchtwater is voorkoming van aspiratie mogelijk met behulp van amnio-infusie (verdunning van het vruchtwater). Recente onderzoeksresultaten suggereren dat uitzuigen van de pasgeborene tijdens de laatste fase van de uitdrijving geen toegevoegde waarde heeft. Na de geboorte is uitzuigen (mond- en keelholte, trachea) van de pasgeborene alleen aangewezen bij kinderen die niet goed doorademen, slap zijn en een lage hartfrequentie hebben.

14 Congenitale longafwijkingen

Congenitale longafwijkingen vormen een diverse groep van afwijkingen die relatief zelden voorkomen in vergelijking met andere pulmonale ziektebeelden. Binnen dit hoofdstuk beperken we ons tot congenitale hernia diaphragmatica (CHD), longhypoplasie en congenitale cysteuze longafwijkingen.

Congenitale hernia diaphragmatica (CHD)

Definitie

CHD is een ziektebeeld waarbij buikorganen (darmen, maag, lever) zich verplaatst hebben naar de thoraxholte via een (meestal linkszijdig) defect in het diafragma. Hierbij ontstaat een onderontwikkeling van beide longen op zowel alveolair als vasculair gebied.

Incidentie

De incidentie van CHD wordt geschat op 1 per 3000 levend geboren kinderen.

Klinische presentatie

Door prenatale screening wordt een aanzienlijk deel van de CHD in een vroeg stadium gesignaleerd. Opvang kan dan plaatsvinden in een centrum met neonatale of pediatrische intensivecarezorg en de faciliteiten voor extracorporele membraanoxygenatie. Kinderen met een CHD presenteren zich in de meeste gevallen met een acute respiratoire verslechtering direct na de geboorte. De longhypoplasie en de persisterende pulmonale hypertensie (PPHN) resulteren in een moeilijk te behandelen en ernstige hypoxie. In sommige gevallen is deze acute situatie wel goed te behandelen in de eerste uren na de geboorte ('honeymoon-fase'), maar ontstaat vervolgens een progressieve verslechtering ondanks intensivering van de behandeling.

Differentiaal-diagnose

Hoewel de acute klinische verslechtering direct na de geboorte een zeer karakteristiek beeld is voor CHD, dient men de volgende alternatieve diagnoses in overweging te nemen: longhypoplasie, cyanotisch cor vitium, PPHN op basis van andere oorzaken (asfyxie, meconiumaspiratie), pneumothorax en septische shock.

Aanvullend onderzoek

De thoraxfoto toont het typische beeld van buikorganen (maag/darmen/lever) in de thoraxholte (figuur 14-1). Het longbeeld toont relatief weinig afwijkingen, al kan de hoge drukbeademing tijdens de acute opvang een pneumothorax veroorzaken.

De overige diagnostiek dient vooral ter inventarisatie van de cardiorespiratoire ontregeling en het eventueel aantonen of uitsluiten van andere congenitale afwijkingen, die bij 40-50 procent van de patiënten met CHD voorkomen.

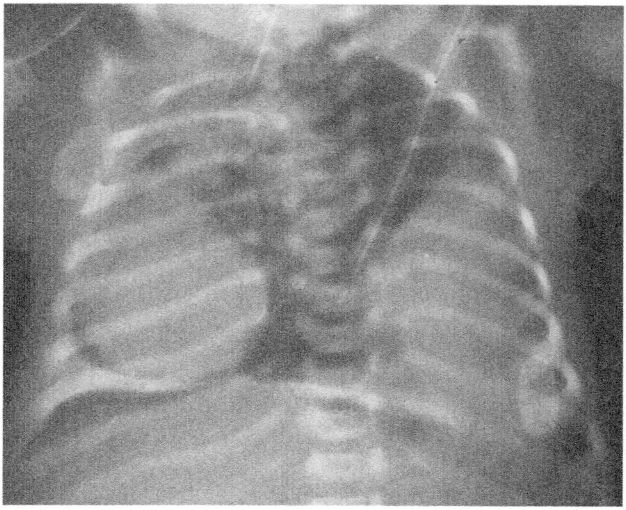

FIGUUR 14-1 *Voor – achterwaartse thoraxfoto van een pasgeborene met een linkszijdige CHD. De linker thoraxhelft is deels opgevuld met buikorganen met als gevolg dat het hart is verschoven naar de rechter thoraxhelft. De patiënt heeft een pneumothoraxdrain aan de linkerzijde.*

Therapie

De behandeling direct postpartum is erop gericht om adequate gaswisseling en circulatie te herstellen. Hierbij wordt de patiënt primair geïntubeerd en beademd met als doel een preductale saturatie > 85 procent. Om distensie van maag en darmen (in de thorax) te voorkomen, wordt masker- en ballonbeademing vermeden en dient een maagsonde te worden ingebracht. Er wordt een (diep)veneuze toegang gecreëerd ten behoeve van circulatoire ondersteuning. Na deze eerste opvang concentreert de behandeling zich vooral op het bestrijden van de PPHN (zie hoofdstuk 21). In tegenstelling tot vroeger zal operatieve correctie van het diafragmadefect pas plaatsvinden als de cardiorespiratoire conditie minimaal 24 uur onder controle is.

Prognose

De overlevingskansen voor kinderen met CHD zijn de laatste tien jaar sterk gestegen en liggen nu rond 75 procent. De kans op overlijden wordt sterk bepaald door de mate van longhypoplasie en de aanwezigheid van andere congenitale afwijkingen, in het bijzonder structurele hartafwijkingen. Door de hogere overlevingskansen lijkt de langetermijnmorbiditeit wel toegenomen, met als belangrijkste problemen chronische longziekte, hypertensie, gastro-oesofageale reflux, recidief hernia en achterstand in de psychomotorische ontwikkeling.

Longhypoplasie

Definitie en etiologie

Longhypoplasie is een onderontwikkeling van de long op het niveau van de luchtwegen, de longblaasjes en de longvasculatuur, resulterend in een te kleine longmassa in relatie tot het lichaamsgewicht.
Longhypoplasie ontstaat in de meeste gevallen secundair aan andere ziektebeelden zoals:

- intrathoracale massa (CHD, cysteuze anomalieën);
- oligohydramnion (renale agenesie/dysplasie, langdurig gebroken vliezen);

- skeletmalformaties (osteogenesis imperfecta, dwerggroei);
- neuromusculaire en centraalzenuwstelselanomalieën (anencefalie);
- pleurale effusies (hydrops foetalis);
- cor vitium (pulmonaal stenose, hypoplastisch linkerhartsyndroom);
- defecten buikwand (omfalocele, gastroschisis);
- syndromen (trisomie 13, 18, 21).

Incidentie

De incidentie wordt geschat op ongeveer 1 per 1000 levend geboren kinderen.

Klinische presentatie

De symptomatologie kan variëren van milde respiratoire klachten tot ernstige, letale respiratoire insufficiëntie. Dit spectrum van klachten is een afspiegeling van de ernst van de longhypoplasie. Behalve een tekort aan functionerend longweefsel is er door de afwijkende vasculatuur ook vaak sprake van PPHN. Bij ernstige longhypoplasie presenteren de klachten zich (conform de CHD) direct na de geboorte. Bij het lichamelijk onderzoek ziet men soms een relatief kleine thorax en afwijkingen die kunnen passen bij een oligo/anhydramnion, zoals faciale dysmorfieën (Potter) en contracturen.

Differentiaaldiagnose

Een CHD, cyanotisch cor vitium, PPHN op basis van andere oorzaken (asfyxie, meconium aspiratie), pneumothorax en septische shock kunnen zich allemaal op een vergelijkbare wijze presenteren en dienen dus te worden uitgesloten.

Aanvullend onderzoek

Het bevestigen van de diagnose longhypoplasie is alleen post mortem mogelijk door het meten van het longgewicht in combinatie met longhistologie en het kwantificeren van de hoeveelheid DNA in de long. In vivo is de diagnostiek beperkt tot indirecte aanwijzingen op basis van de klinische verschijnselen en de thoraxfoto. Deze laatste

toont in de helft van de gevallen van ernstige longhypoplasie een klokvorm en/of de aanwezigheid van een pneumothorax. Opvallend is dat ondanks de ernstige respiratoire insufficiëntie de longen een normale luchthoudendheid tonen.
Verder aanvullend onderzoek zal zich richten op het uitsluiten of aantonen van andere ziektebeelden, of op de primaire aandoening die geleid heeft tot de (secundaire) longhypoplasie.

Therapie

De behandeling vertoont sterke overeenkomsten met die van CHD en bestaat uit intubatie, beademing en het bestrijden van een eventuele PPHN. Het voorkómen van additionele schade door hoge drukbeademing staat hierin centraal.

Complicatie, prognose en beloop

De belangrijkste complicaties bij een longhypoplasie zijn pneumothorax en PPHN. De prognose en het beloop zijn sterk afhankelijk van de mate van longhypoplasie en eventuele andere geassocieerde afwijkingen. De beschreven mortaliteit is in de meeste publicaties meer dan 50%. Over de langetermijnmorbiditeit is weinig bekend, tenzij het om gecombineerde afwijkingen gaat zoals CHD.

Congenitale cysteuze longafwijkingen

Definitie en etiologie

Congenitale cysteuze longafwijkingen zijn een groep van aangeboren anomalieën in de long, onverdeeld in vier groepen: (1) congenitale cysteuze adenomatoïde malformatie (CCAM): een deels solide en deels cysteuze massa in de long, uitgaande van de bronchiaalboom, die vaak nog in verbinding staat met de normale luchtwegen; (2) longsekwester: een intra- of extralobaire massa bestaande uit non-functioneel embryonaal longweefsel met bronchiëctasieën en cysten; (3) congenitaal lobair emfyseem (CLE): een meestal lobaire hyperinflatie op basis van een intraluminaire obstructie in de aanvoerende luchtweg; (4) bronchogene cyste: een cysteus restant van de primitieve voordarm, opgebouwd uit tracheaal en bronchiaal weefsel.

Incidentie

Gegevens over het vóórkomen van congenitale cysteuze longafwijkingen zijn schaars. Voor de CCAM wordt een incidentie gerapporteerd van 9 per 100.000 geboortes.

Klinische presentatie

Het optreden van klinische symptomen is sterk afhankelijk van de grootte en de lokalisatie van de afwijkingen. Daarnaast zijn er ook kleine verschillen in symptomen tussen de verschillende typen congenitale cysteuze afwijkingen. De meerderheid van de patiënten presenteert zich met klachten na de neonatale periode. Bij sommige is de afwijking een toevalsbevinding bij het maken van een thoraxfoto om andere redenen. Respiratoire *distress* is het belangrijkste symptoom op de neonatale leeftijd. Oorzaken van de respiratoire distress zijn overinflatie van de long, secundaire longhypoplasie, pneumothorax of intrapulmonale rechts-links-shunt. Symptomen buiten de neonatale periode zijn: (recidiverende) pulmonale infecties, luchtwegobstructie, pneumothorax, dysfagie en hemoptoë.

Differentiaaldiagnose

Als er sprake is van neonatale respiratoire distress dienen alle andere veel voorkomende oorzaken van dit ziektebeeld overwogen te worden (RDS, TTN, pneumothorax, pneumonie, enz.). Daarbij kan er ook sprake zijn van gecombineerde afwijkingen. Behalve congenitale dient men ook verworven cysteuze afwijkingen te overwegen zoals (bulleus) pulmonaal interstitieel emfyseem. Andere ruimte-innemende processen in de long/thorax zijn meestal solide en/of niet met lucht gevuld en bovendien extreem zeldzaam.

Aanvullend onderzoek

Het aanvullend onderzoek bestaat voornamelijk uit beeldvorming. Met behulp van een thoraxfoto, CT-scan en MRI is een goede differentiatie te maken tussen de verschillende congenitale cysteuze afwijkingen, al is een definitieve diagnose pas te stellen na excisie.

Therapie

De standaardbehandeling van congenitale cysteuze longafwijkingen is chirurgische resectie. Dit in verband met de grote kans op complicaties zoals hierna beschreven. Het tijdstip van opereren na het stellen van de diagnose is afhankelijk van de grootte van de afwijkingen, de ernst van de symptomen en de soort cysteuze afwijking. Sommige afwijkingen, zoals congenitaal lobair emfyseem en longsekwesters van het extralobaire type, kunnen spontaan in regressie gaan.

Complicatie

De complicaties zijn sterk afhankelijk van de grootte en lokalisatie van de afwijking. De belangrijkste zijn: infecties, pneumothorax, bloedingen, luchtwegobstructies en voedingsproblemen. Tevens bestaat bij een aantal afwijkingen een verhoogd risico op maligne ontaarding.
De prognose na chirurgisch resectie is over het algemeen uitstekend. Wel is een verminderde inspanningstolerantie beschreven bij het excideren van meer dan één longkwab.

Literatuur

Horak E, Bodner J, Gassner I, et al. Congenital cystic lung disease: diagnostic and therapeutic considerations. Clin Pediatr 2003;42:251-61.
Laberge JM, Puliganla P, Flageole H. Asymptomatic congenital lung malformations. Semin Pediatr Surg 2005;14:16-33.

15 Neonatale pneumonie

Definitie en etiologie

In tegenstelling tot pneumonie bij grotere kinderen en volwassenen, bestaat er geen duidelijk omschreven definitie van een neonatale pneumonie. Over het algemeen dient een pneumonie overwogen te worden wanneer er een klinische verslechtering optreedt van de pulmonale conditie, met daarbij isolatie van bacteriële en/of virale verwekkers in het endotracheale sputum en voor consolidatie verdachte afwijkingen op de thoraxfoto.
Op basis van de etiologie onderscheidt men twee vormen van neonatale pneumonie:

1. *Perinatale pneumonie*
   De perinatale pneumonie is het gevolg van een ascenderende infectie afkomstig uit het baringskanaal. Risicofactoren zijn dan ook prematuriteit, langdurig gebroken vliezen en verschijnselen passend bij een chorioamnionitis. De meest voorkomende pathogeen is de groep B streptococ (GBS).
2. *Nosocomiale pneumonie*
   De nosocomiale pneumonie is meestal een complicatie van de ziekenhuisopname. Behalve prematuriteit zijn intubatie en tijdsduur van beademing belangrijke risicofactoren voor het ontwikkelen van een nosocomiale pneumonie. Verantwoordelijke pathogenen zijn ziekenhuisbacteriën zoals stafylokokken, of respiratoire virussen.

Incidentie

De incidentie van een neonatale pneumonie wordt geschat op 1 procent op de à terme leeftijd en 10 procent bij prematuur geboren kinderen.

Klinische presentatie

Kinderen met een perinatale pneumonie presenteren zich meestal met tekenen van respiratoire distress, zoals tachypneu, dyspneu en cyanose. Soms gaat dit gepaard met andere klinische verschijnselen passend bij een infectie (instabiele lichaamstemperatuur, apneus, shock). De klinische verschijnselen bij een nosocomiale pneumonie zijn vaak aspecifiek en bestaan meestal uit een klinische verslechtering van de longconditie met tekenen van respiratoire distress en/of infectie.

Differentiaal-diagnose

De belangrijkste differentiaaldiagnoses voor een perinatale pneumonie zijn *respiratory-distress syndrome*, transiënte tachypneu van de neonaat en pneumothorax. Voor een nosocomiale pneumonie zijn dit een open ductus Botalli, bronchopulmonale dysplasie (BPD) en aspiratie.

Aanvullend onderzoek

Bij het ontbreken van duidelijke diagnostische criteria voor het stellen van de diagnose neonatale pneumonie, zal aanvullende diagnostiek alleen een ondersteunende rol spelen in het stellen van de diagnose. De aanwezigheid van bacteriën en/of leukocyten in endotracheaal verkregen sputum differentieert slecht tussen kolonisatie, bronchitis en pneumonie. Verhoogde infectieparameters in het bloed kunnen een extra aanwijzing zijn dat er sprake is van een weefselinfectie. Ook de thoraxfoto is aspecifiek bij een neonatale pneumonie. Het beeld bij een perinatale pneumonie is vaak niet te onderscheiden van het RDS. Bij een nosocomiale pneumonie toont de foto vaak een vlekkerig aspect maar zelden een duidelijk afgrensbaar infiltraat. Dit beeld wordt ook vaak gezien bij een BPD.

Therapie

De peilers van de behandeling van neonatale pneumonie zijn het bestrijden van de infectie door middel van systemische antibiotica en het waarborgen van de gaswisseling via extra zuurstof, CPAP en kunstmatige beademing. Aangezien bij prematuur geboren kinderen het onderscheid tussen een perinatale pneumonie en een RDS niet mogelijk is, zullen de meeste van deze kinderen ook behandeld worden met exogeen surfactant. Hoewel het bewijs van effectiviteit op lange termijn nog ontbreekt, is behandeling met exogeen surfactant mogelijk ook zinvol bij à terme kinderen met een perinatale pneumonie en bij een nosocomiale pneumonie. In afwachting van gerandomiseerde onderzoeken kan toepassing op individuele basis overwogen worden.

Complicatie, prognose en beloop

Een van de complicaties van een pneumonie is een sepsis, waarbij de long fungeert als bron van bacteriën. Daarom dient voor de start van antibiotica altijd een bloedkweek te worden afgenomen.
Een postnatale pulmonale infectie is een grote risicofactor voor de ontwikkeling van een BPD.
De in de literatuur beschreven mortaliteit is erg wisselend, met percentages tot 20 procent. Dit percentage is sterk afhankelijk van de mate van prematuriteit en het optreden van complicaties, waarbij een secundaire sepsis natuurlijk het meest bedreigend is. Behalve een toegenomen incidentie van BPD is weinig bekend over de langetermijnmorbiditeit.

Literatuur

Campbell J. Neonatal pneumonia. Semin Respir Infect 1996;11:155-62.

16 Stridor

Definitie en etiologie

Een stridor is een hoorbare ademhaling als gevolg van een probleem in het lumen (bijv. stembandparese, corpus alienum, m.n. bij peuters), in de wand (bijv. laryngitis t.g.v. een virusinfectie, hemangiomen, afwijkende anatomie) of door druk van buiten (bijv. vaatringen, tumoren). Een inspiratoire stridor is het gevolg van een ademwegbelemmering in het traject van neus tot subglottis; een ademwegbelemmering onder het niveau van de bovenste thoraxapertuur leidt tot een expiratoire stridor.

Klinische presentatie

Afhankelijk van de ernst van de ademwegbelemmering zullen verschijnselen zich korter (uren) of langer (dagen, weken) na de geboorte openbaren. Bij de zuigeling is de 'kakelende ademhaling' die toeneemt in rugligging typisch en passend bij een laryngotracheomalacie. Een stridor is niet altijd houdingsafhankelijk.

Differentiaaldiagnose

Bij zuigelingen die een endotracheale tube hebben gehad kan een subglottische stenose aan de stridor ten grondslag liggen.

Aanvullend onderzoek

Inspectie door een KNO-arts en eventueel radiologisch onderzoek.

Therapie

De oorzaak bepaalt de aard van de behandeling. Laryngotracheomalacie verbetert spontaan in de loop van het eerste levensjaar; het beleid is conservatief. In geval van een ernstige ademwegbelemmering is soms het plaatsen van een stent of een canule aangewezen.

Complicatie en prognose

Acute luchtwegobstructie met hypoxie en hypercapnie kan bij stridor als complicatie optreden.
De onderliggende oorzaak bepaalt de prognose.

DEEL III CARDIOVASCULAIRE PROBLEMEN BIJ DE PASGEBORENE

17 Neonatale ritmestoornissen

Ook op de neonatale leeftijd ontstaat het elektrofysiologische proces tijdens een cardiale contractie in de sinusknoop. Van daar vindt geleiding plaats via de AV-knoop en de bundel van His naar de beide ventrikels. Alle afwijkingen in dit proces vallen onder neonatale ritmestoornissen. Onderzoek bij gezonde pasgeborenen heeft aangetoond dat ritmestoornissen zeer frequent voorkomen (tot 35% van de pasgeborenen). In dit hoofdstuk zullen we de belangrijkste ritmestoornissen kort bespreken.

Tachycardie

Definitie en etiologie

De normale hartfrequentie bij pasgeborenen varieert tussen 80 en 220 per minuut. Men spreekt van een tachycardie bij een hartfrequentie > 150 per minuut bij à terme en > 180 per minuut bij premature pasgeborenen.
De etiologie van de verschillende tachycardieën is als volgt:
Sinustachycardie. Kortdurende tachycardieën zijn niet ongebruikelijk. Ze treden vaak op als reactie op externe prikkels (onrust, pijn). Langdurige tachycardie door externe factoren wordt onder andere veroorzaakt door hypovolemie, koorts, hyperthyreoïdie en medicatie (cardiotonica).

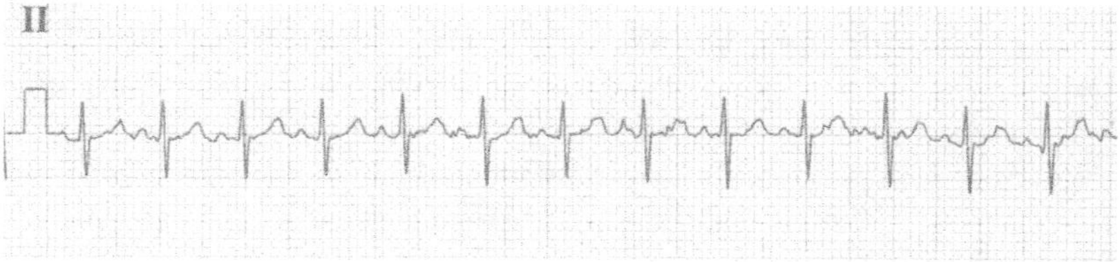

FIGUUR 17-1 *Sinustachycardie van circa 160/minuut bij een zuigeling met koorts. De P-toppen zijn hier goed herkenbaar voor elk QRS-complex.*

Supraventriculaire tachycardie (SVT). Bij een SVT is de hartfrequentie vaak 200-300 per minuut. De belangrijkste oorzaak is het Wolff-Parkinson-Whitesyndroom (WPW), veroorzaakt door abnormale geleidingsbanen tussen de atria en de ventrikels. Andere oorzaken zijn structurele hartafwijkingen, virale myocarditis en thyreotoxicose.

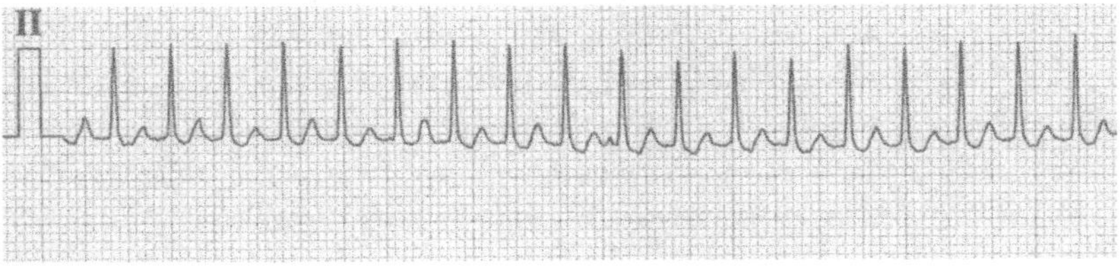

FIGUUR 17-2 *Supraventriculaire tachycardie bij een zuigeling. Het ritme van 240/minuut is exact regulair. De QRS-complexen zijn smal, wijzend op een supraventriculaire oorsprong van de aritmie. P-toppen zijn niet herkenbaar.*

Atriumflutter. Bij een atriumflutter ontstaat een atriale tachycardie van ongeveer 300 per minuut uit een ectopisch atriaal focus. Het optreden van een ventrikeltachycardie is afhankelijk van de mate van geleiding (blok). De oorzaak is meestal gelegen in hartziekten gepaard gaande met atriale dilatatie of andere structurele hartafwijkingen.

Klinische presentatie

Kortdurende sinustachycardieën zijn over het algemeen asymptomatisch. Ook bij een langer bestaande tachycardie ontstaan meestal niet direct verschijnselen en wordt het klinische beeld vooral bepaald door het onderliggend lijden dat de tachycardie veroorzaakt.
Indien er sprake is van een aanhoudende hoge hartfrequentie (> 200/min.) zullen kinderen met een SVT of atriumflutter symptomen ontwikkelen zoals onrust, tachypneu en voedingsproblemen. Na een periode van 24-48 uur ontstaat een beeld van decompensatio cordis

met circulatoir falen. Bij een langdurige intra-uteriene tachycardie kan er bij de geboorte al sprake zijn van decompensatio cordis en het beeld van een hydrops foetalis.

Aanvullend onderzoek

Het ECG met een ritmestrook is het beste middel om de tachycardie vast te leggen en de oorzaak te achterhalen. Bij een SVT op basis van een WPW worden zogenoemde deltagolven gezien. Een atriumflutter geeft het ECG het beeld van een zaagtand.
Ter uitsluiting van structurele hartafwijkingen en ter evaluatie van de cardiale belasting wordt ook een echocardiogram gemaakt.

Therapie

Bij een langdurige sinustachycardie dient men het primaire ziektebeeld te behandelen.
Bij de behandeling van een SVT of atriumflutter wordt meestal gestart met digoxine. Deze behandeling kan reeds prenataal gestart worden door maternale toediening. Indien er sprake is van een langdurige en cardiaal bedreigende tachycardie, wordt (postnataal) tevens medicamenteuze (adenosine) of elektrische cardioversie toegepast. Vagale stimulering door het koelen van het gelaat met ijs is soms effectief in het behandelen van recidiverende tachycardieën. Vanzelfsprekend wordt ook een behandeling ingezet voor een eventuele decompensatio cordis en structurele hartafwijkingen.

Complicatie, prognose en beloop

De belangrijkste complicatie van een tachycardie is het ontstaan van decompensatio cordis.
De prognose en het beloop zijn mede afhankelijk van de onderliggende oorzaak. In de meeste gevallen zal de tachycardie verdwijnen bij het behandelen van de onderliggende oorzaak.

Bradycardie

Definitie en etiologie

Men spreekt van een neonatale bradycardie bij een hartfrequentie < 100 per minuut bij de premature en < 80 per minuut bij de aterme neonaat.
Sinusbradycardie is een frequent voorkomende afwijking die voornamelijk gezien wordt bij prematuur geboren kinderen. De belangrijkste oorzaak voor een sinusbradycardie op de neonatale leeftijd is hypoxie, meestal veroorzaakt door een apneu (zie hoofdstuk 9). Andere oorzaken voor kortdurende bradycardieën zijn vagusprikkeling (defecatie, geeuwen, nasofaryngeale stimulus) en medicatiegebruik van de moeder.
Veel minder frequent is een bradycardie door stoornissen in de AV-geleiding. Dergelijke AV-blokkades kunnen afhankelijk van de ernst gepaard gaan met bradycardieën op ventriculair niveau. Oorzaken voor een AV-blok zijn structurele hartafwijkingen, myocarditis, cardiomyopathie, digitalisintoxicatie en bindweefselziekten bij de moeder (maternale lupus erythematosus).

Klinische presentatie

Een sinusbradycardie presenteert zich meestal als een kortdurende daling in de hartslagfrequentie tijdens een apneu en/of hypoxie.
Een AV-blok gaat vaak gepaard met een langer aanhoudende bradycardie zonder aanwijzingen voor hypoxie. Alleen bij ernstige geleidingsstoornissen (derdegraads AV-blok) kan er een beeld van decompensatio cordis ontstaan.

Aanvullende diagnostiek

Deze zal zich vooral toespitsen op de oorzaak van de apneu/hypoxie (zie hoofdstuk 9). De diagnose AV-blok wordt gesteld op basis van het ECG. Echocardiografie zal eventuele structurele hartafwijkingen moeten aantonen of uitsluiten.

Therapie

Aangezien de bradycardie in de meeste gevallen secundair is, is behandeling van het onderliggend lijden essentieel. Het AV-blok behoeft in de meeste gevallen geen behandeling. Alleen bij de ernstigere vormen met een verhoogd risico op acute hartdood dient met over te gaan op pacemakertherapie.

Complicatie, prognose en beloop

Complicaties van een bradycardie (decompensatio cordis, asystolie) zijn over het algemeen zeldzaam. De prognose is mede afhankelijk van de onderliggende oorzaak, maar in de meeste gevallen gunstig.

Overige ritmestoornissen

Premature atriale contracties (PAC). Deze afwijking kenmerkt zich door een atriale contractie op basis van een ectopische prikkel in het atrium, zichtbaar als een afwijkende P-top op het ECG. Indien gevolgd door een ventriculaire contractie is het QRS-complex smal, omdat de prikkel een supraventriculaire focus heeft. De compensatoire pauze is incompleet en dit alles maakt dat het ritme een sterk onregelmatig karakter heeft. Premature atriale contracties komen vaak voor bij gezonde pasgeborenen en hebben geen hemodynamische gevolgen. Andere oorzaken zijn cardiale chirurgie en digitalisintoxicatie. Behandeling is in de meeste gevallen niet nodig.

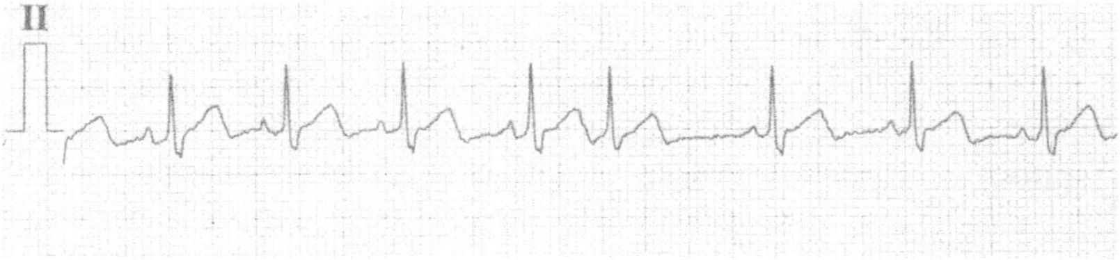

FIGUUR 17-3 *Prematuur atriaal complex. Het vijfde QRS-complex komt eerder dan verwacht. Vlak ervoor is een negatieve P-top te zien. Omdat dit QRS-complex zelf een normale vorm heeft, ligt de oorzaak van de te vroege slag in de boezem. Na een korte pauze is er weer een regelmatig sinusritme.*

Premature ventriculaire contracties (PVC). Hierbij is sprake van een premature ventriculaire contractie gevolgd door een normale compensatoire pauze. Het ECG toont dan ook brede QRS-complexen die niet worden voorafgegaan door een P-top. PVC zijn vaak idiopathisch en komen frequent voor bij gezonde pasgeborenen. Soms worden ze veroorzaakt door structurele hartafwijkingen, myocarditis, cardiomyopathie, cardiale tumoren, hyperkaliëmie, asfyxie, verlengd QT-syndroom en medicatie (theofylline, cafeïne). Wanneer ze incidenteel voorkomen en uniform in karakter zijn, zijn PVC onschuldig en zijn geen nadere diagnostiek en/of behandeling nodig. Komen PVC frequent voor en zijn ze multiform, dan dient verder onderzoek naar onderliggende pathologie verricht te worden en kan behandeling met lidocaïne worden overwogen.

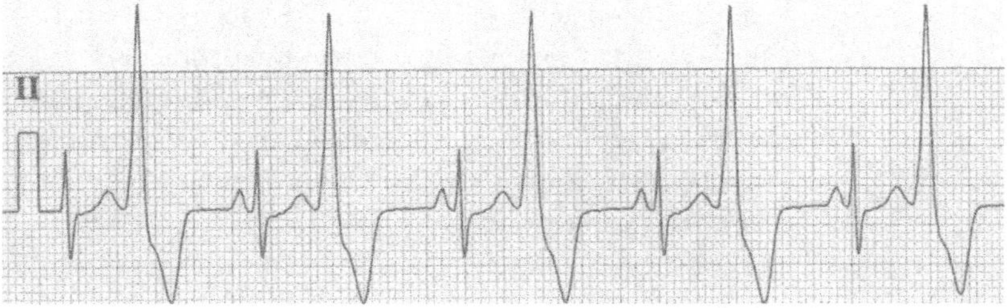

FIGUUR 17-4 *Prematuur ventriculair complex. De slanke QRS-complexen zijn normaal, de brede QRS-complexen zijn de PVC's. Na elk PVC is er een compensatoire pauze. In deze registratie volgt op elk normaal complex een PVC; men noemt dit een bigemie.*

Literatuur

Park MK. Pediatric cardiology for practitioners. 3rd ed. New York: Mosby, 1996.

18 Aangeboren hartafwijkingen

Aangeboren hartafwijkingen komen bij 8 per 1000 levend geboren kinderen voor. Ze vormen een grote en diverse groep van ziektebeelden die zich op verschillende momenten in de eerste levensjaren kunnen openbaren. In dit hoofdstuk bespreken we de klinische presentatie en eerste behandeling van hartafwijkingen die zich in de vroege neonatale periode presenteren. Voor een meer gedetailleerde beschrijving van hartafwijkingen en de specifieke (operatieve) behandeling, verwijzen wij de lezer naar het deel *Kindercardiologie* in de reeks *Praktische Kindergeneeskunde*.

Cyanotische aangeboren hartafwijkingen

Definitie

Deze groep van hartafwijkingen wordt gekenmerkt door een (extrapulmonale) rechts-links-shunt, intracardiaal of op het niveau van de open ductus Botalli (ODB). De meest

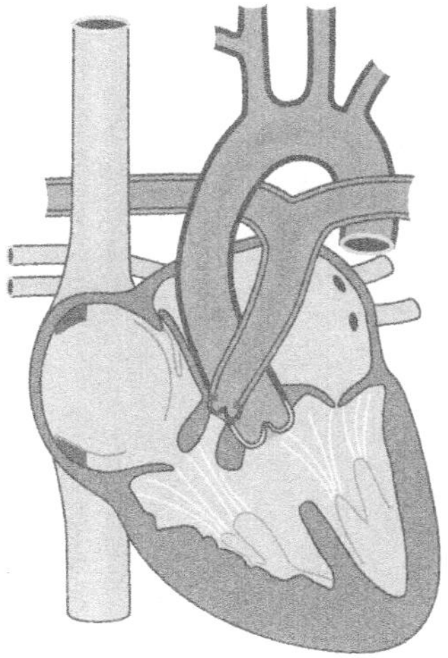

FIGUUR 18-1 *Tetralogie van Fallot.*

voorkomende afwijkingen zijn tetralogie van Fallot (TOF; figuur 18-1), transpositie van de grote vaten (TGA; figuur 18-2) en totale abnormale pulmonale veneuze connectie (TAPVC; figuur 18-3).

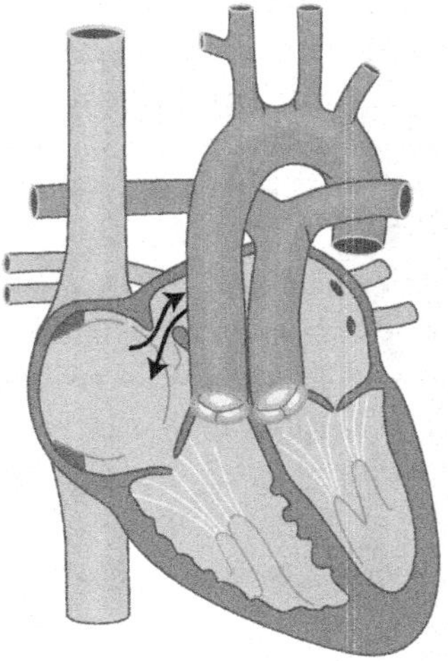

FIGUUR 18-2 *Transpositie van de grote vaten.*

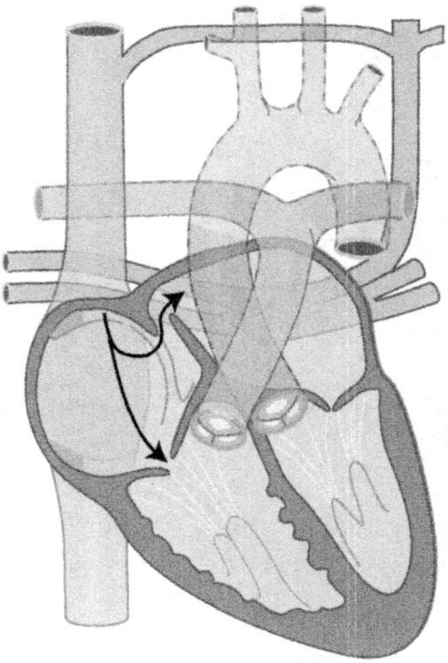

FIGUUR 18-3 *Totaal abnormale longveneuze connectie (TAPVC).*

Klinische presentatie

Het belangrijkste klinische symptoom is cyanose, die niet of onvoldoende verbetert bij het geven van 100% zuurstof (zuurstofproef). De ernst van de cyanose en dus ook het tijdstip waarop ouders zich melden bij de arts, is afhankelijk van de shuntmogelijkheden. Bij sommige kinderen is de cyanose progressief in de tijd als shuntmogelijkheden afnemen (restrictief open foramen ovale (OFO), sluitende ODB).

Meestal is er sprake van een tachypneu met milde dyspneu. Bij een TAPVC kan de dyspneu meer op de voorgrond staan door veneuze stuwing, leidend tot longoedeem.

Onbehandeld leiden de meeste van deze afwijkingen tot decompensatio cordis tegen het einde van de eerste levensweek.

Differentiaaldiagnose

Andere oorzaken voor cyanose bij de geboorte zijn pulmonale afwijkingen die al dan niet gepaard gaan met persisterende pulmonale hypertensie (PPHN). Bij deze ziektebeelden is er meestal sprake van ernstige dyspneu en is de cyanose te verhelpen door toediening van 100% zuurstof. Omdat bij TAPVC de dyspneu soms op de voorgrond staat, is deze afwijking niet altijd eenvoudig te onderscheiden van andere longpathologie, zoals een *respiratory distress syndrome* of een pneumonie.

Aanvullend onderzoek

Bij de meeste cyanotische hartafwijkingen wordt op de thoraxfoto een normale luchthoudendheid van de longen gezien. De longvaattekening is soms verminderd (TOF), soms versterkt (TGA) en soms is er sprake van longoedeem (TAPVC). De hartschaduw vertoont soms een 'schoenvorm', passend bij een TOF of een 'ei-vorm', passend bij TGA.

De definitieve diagnose wordt gesteld met behulp van echocardiografie.

Therapie

Wanneer er bij de TOF sprake is van een atresie van de arteria pulmonalis, dient na de geboorte gestart te wor-

den met prostaglandine E1 (Prostin®) om zodoende longdoorbloeding te waarborgen via de ODB.
De behandeling van de TOF is chirurgisch, waarbij het basale doel is het sluiten van het ventrikelseptumdefect (VSD) en het verruimen van de pulmonale uitstroombaan. Afhankelijk van de ernst van de klachten vindt operatie plaats tussen de leeftijd van 3 maanden en 2 jaar.
De primaire behandeling bij een TGA is gericht op het garanderen van een goede longdoorbloeding en het creeren van voldoende shuntmogelijkheden. Hiervoor wordt meestal kort na presentatie gestart met prostaglandine E1 (Prostin®), om zodoende het sluiten van de ductus Botalli te voorkomen. Indien er bij een TGA geen VSD bestaat en de shuntmogelijkheden op atriaal niveau beperkt zijn (restrictief OFO), dient een Rashkind-procedure te worden uitgevoerd. Hierbij wordt via katheterisatie een ballonseptotomie verricht. Verdere behandeling bestaat uit het corrigeren van eventuele acidose en het behandelen van decompensatio cordis. Operatieve correctie vindt plaats in de eerste weken na de geboorte.
Patiënten die zich kort na de geboorte presenteren met ernstig longoedeem en cyanose op basis van een TAPVC, dienen zo spoedig mogelijk geopereerd te worden. De aanwezigheid van longoedeem wordt tot het moment van de operatie behandeld met diuretica en kunstmatige beademing. Indien operatie niet mogelijk is, dient er een goede intracardiale shunt te bestaan en indien dit niet het geval is kan een ballonseptotomie worden gedaan.
De uiteindelijke behandeling is operatieve correctie. Patienten zonder longoedeem worden meestal op de leeftijd van 4-6 maanden geopereerd.

Complicatie, prognose en beloop

Een van de belangrijkste complicaties bij een TOF is de zogenaamde 'hypoxic spell'. Tijdens en dergelijke aanval wordt de patiënt onrustig, cyanotisch met daarbij een diepe en versnelde ademhaling. De spells komen het meest voor op de leeftijd van 2-4 maanden. Met operatie-

ve behandeling is de prognose van een TOF goed. Postoperatieve complicaties zijn onder andere insufficiëntie van de pulmonaalklep en ritmestoornissen.
De prognose na operatieve correctie van een TGA is goed. Postoperatieve complicaties van de TGA zijn stenose van de aorta of pulmonaalklep en ritmestoornissen.
De belangrijkste complicatie van een TAPVC is ernstig longoedeem, hetgeen uitsluitend voorkomt bij het infracardiale type. De prognose na operatieve correctie is goed. Postoperatieve complicaties zijn onder andere pulmonale hypertensie, stenose van de longvenen en ritmestoornissen.

Coarctatio aortae

Definitie en etiologie

Onder een coarctatio aortae wordt een gelokaliseerde vernauwing verstaan, meestal ter hoogte van de isthmus aortae. Deze afwijking kan solitair zijn of gecombineerd met een onderontwikkeling van de aortaboog, een ODB en intracardiale afwijkingen zoals een VSD (coarctatiesyndroom).

Klinische presentatie

Kinderen met een coarctatio aortae kunnen symptomatisch of asymptomatisch zijn. Een symptomatische coarctatio aortae presenteert zich op de neonatale leeftijd. Zolang er sprake is van een ODB kan de verhoogde pulmonale druk zich ontlasten via de ductus en vindt perfusie van de onderste lichaamshelft plaats. Bij het sluiten van de ductus in de eerste levensweek ontstaan verschijnselen van decompensatio cordis en hypoperfusie van de onderste lichaamshelft, gepaard gaande met acidose, nierfunctiestoornissen en leverfunctiestoornissen. Dit beeld kan progressief verslechteren tot een cardiale shock.
Bij lichamelijk onderzoek is er sprake van slechte perifere circulatie, vooral in de onderste ledematen. Er zijn verzwakte of afwezige perifere pulsaties van de arteria femoralis en bloeddrukmeting laat een hypertensie zien aan de armen en een hypotensie aan de benen.

Differentiaaldiagnose

Andere oorzaken voor decompensatio cordis dienen overwogen te worden. Daarnaast kan de acute presentatie moeilijk te onderscheiden zijn van circulatoire shock op basis van andere oorzaken zoals een infectie.

Aanvullende diagnostiek

Op de thoraxfoto wordt meestal een sterk vergoot hart gezien met tekenen van longvaatovervulling. Het ECG toont tekenen van rechterventrikelhypertrofie.
De diagnose wordt bevestigd met behulp van echocardiografie.

Therapie

Als eerste stap zal gestart worden met prostaglandine E1 (Prostin®) om een eventueel sluitende of gesloten ductus Botalli te openen. Hierop herstelt de circulatie in de onderste lichaamshelft zich en komt de diurese weer op gang. Diuretica en cardiotonica kunnen hieraan ook een bijdrage leveren.
De uiteindelijke behandeling is chirurgisch, waarbij de continuïteit van de aortaboog hersteld wordt door middel van een resectie of plastiek. Het tijdstip is afhankelijk van de ernst van de klachten en de klinische situatie.

Complicatie, prognose en beloop

De prognose na operatieve correctie is goed. Postoperatieve complicaties zijn hypertensie en een recoarctatio.

Hypoplastisch linkerhartsyndroom (HLHS)

Definitie en etiologie

Het HLHS bestaat uit groep aangeboren hartafwijkingen die gekenmerkt worden door een hypoplasie van de linkerventrikel, een atresie of kritische stenose van de aorta- en mitralisklep en een hypoplasie van de aorta ascendens/boog.

Klinische presentatie

Kinderen met een HLHS ontwikkelen symptomen enkele uren tot enkele dagen na de geboorte. Ze presenteren zich met een circulatoire shock, zich uitend in tachy- of dyspneu, zwakke pulsaties, vasoconstrictie en cyanose. Het tijdstip van de presentatie hangt vaak samen met een sluitende ODB, die de enige toevoer vormt van bloed uit de rechter(mono)ventrikel naar de systeemcirculatie. De cyanose is afhankelijk van de shuntmogelijkheid op atriaal niveau.

Differentiaaldiagnose

De acute presentatie is moeilijk te onderscheiden van circulatoire shock op basis van andere oorzaken zoals een infectie.

Aanvullende diagnostiek

Het laboratoriumonderzoek toont vaak tekenen van orgaanfalen en een metabole acidose. De thoraxfoto toont een sterk vergoot hart met tekenen van veneuze congestie en longoedeem. Het ECG toont tekenen van rechterventrikelhypertrofie. De diagnose wordt bevestigd met behulp van echocardiografie.

Therapie

De meeste patiënten dienen onmiddellijk geïntubeerd en beademd te worden. Vervolgens wordt de acidose gecorrigeerd en wordt gestart met prostaglandine E1 (Prostin®) om een eventueel sluitende of gesloten ductus Botalli te heropenen. Vervolgens dient een beslissing genomen te worden over het ingaan van een operatief behandelingstraject (Norwood).

Complicatie, prognose en beloop

Recente publicaties laten zien dat de mortaliteit tijdens het operatieve behandelingstraject de laatste jaren aanzienlijk is gedaald. Inmiddels worden vijfjaarsoverlevingspercentages van 50-60% beschreven. Bij de overlevers bestaat een verhoogde kans op morbiditeit zoals: inspanningsintolerantie, ritmestoornissen, trombose, enteropathie en neurocognitieve achterstand.

Literatuur

Park M. Pediatric cardiology for practitioners. 3rd ed. Mosby-Year book. 1996

Witsenburg M, Strengers JLM, Osch-Gevers M van. Praktische Kindergeneeskunde: Kindercardiologie. Houten: Bohn Stafleu van Loghum, 2004.

19 Hydrops foetalis

Definitie en etiologie

Hydrops foetalis wordt gedefinieerd als extracellulaire vochtophoping in ten minste twee van de volgende compartimenten: huid (dikte > 5 mm), placenta, pericard, pleura en abdomen (ascites). Sommigen beschouwen de amnionholte ook als een compartiment (polyhydramnion).

De lijst met oorzaken voor hydrops foetalis is lang. Tabel 19-1 geeft een aantal van de meest voorkomende oorzaken, maar is zeker niet volledig.

TABEL 19-1 *Oorzaken van hydrops foetalis*

cardiovasculaire oorzaken	structurele afwijkingen (HLHS, endocardkussen defect) ritmestoornissen (SVT, atriumflutter, compleet AV-blok)
chromosoomafwijkingen	trisomie 18 en 21, monosomie X
syndromaal	– achondroplasie, skelet dysplasie, arthrogryposis – metabole stoornissen (mucopolysacharidose, lysosomale stapelingsziekte) – infecties (parvo-B19, TORCH-syndroom, adenovirus, enterovirus)
anemie	– allo-immuun (resus, Kell) – non-immuun (alfa-thalassemie, G6PD-deficiëntie)
intrathoracale afwijkingen	CCAM, CHD, hydrothorax, chylothorax
urogenitale afwijkingen	*prune-belly syndrome*, renale dysplasie, cloacamalformatie
tumoren	sacrococcygeaal teratoom, foetaal angioom, placenta-chorioangioom
foeto-foetale transfusiesyndroom	
idiopathisch	

Incidentie

De incidentie wordt geschat op 1 per 2500 tot 3700 zwangerschappen.

Klinische presentatie

Deze is sterk afhankelijk van de lokalisatie van het vocht en de onderliggende oorzaak. Het vocht in de huid kan soms extreme vormen aannemen, waarbij de normale contouren van het gelaat soms niet meer herkenbaar zijn. De kinderen ogen veel te zwaar voor de zwangerschapsduur. Bij vocht in de thorax en/of het abdomen (ascites) is er vaak sprake van respiratoire distress met ernstige cyanose omdat de longen zich niet goed kunnen ontplooien. Vaak verkeren de kinderen ook in een slechte circulatoire conditie.

Differentiaaldiagnose

Indien er sprake is van ernstig oedeem, is er meestal geen twijfel over de diagnose hydrops foetalis. Is er alleen sprake van vocht in de thorax, dan zal men andere oorzaken van *respiratory-distress syndrome* moeten overwegen, zoals RDS, pneumonie, meconium aspiratie, enzovoort. Staat alleen de ascites op de voorgrond, dan dient men andere oorzaken van abdominale distensie te overwegen, zoals darmobstructies, ruimte-innemende processen, afwijkingen aan de nieren en urinewegen, enzovoort.

Aanvullend onderzoek

Aanvullend onderzoek wordt verricht om meer inzicht te krijgen in de ernst van de hydrops foetalis en om een mogelijke oorzaak te achterhalen. Aangezien de diagnose hydrops foetalis meestal prenataal gesteld wordt, zal een groot deel van het aanvullend onderzoek prenataal worden uitgevoerd. De meest gebruikte onderzoeken zijn:

1. foetale echografie van hart, thorax, nieren en urinewegen;
2. amniocentese voor infectiescreening (kweek, PCR) en karyotypering;
3. maternale infectiescreening (serologie, kweek, PCR);
4. maternaal bloedonderzoek op allo-immuniteit;
5. cordocentese voor vaststellen anemie (hematocriet), allo-immuniteit, infectiescreening.

Therapie

De therapie kan worden onderverdeeld in de prenatale (deels preventieve) behandeling en de postnatale behandeling.

Prenataal

Indien er sprake is van een cardiovasculaire oorzaak voor de hydrops foetalis, is behandeling alleen mogelijk bij een foetale tachycardie, door maternale behandeling met digoxine, verapamil en flecaïnide.
Bij een hydrops foetalis op basis van een anemie kan men overgaan tot intra-uteriene transfusies. Dit leidt in het algemeen tot een volledige regressie van de hydrops.
Indien er sprake is van een infectie op basis van toxoplasmose en syfilis, is behandeling van de moeder met antibiotica ook gunstig voor het kind, al is het specifieke effect op de hydrops niet bekend.
Bij cysteuze intrathoracale afwijkingen of een hydro- en chylothorax kan men een thoracoamniotische shunt aanleggen (< 32 weken) of een thoracocentese uitvoeren.
Bij een foeto-foetale transfusie kan een amniocentese worden verricht en/of placentaire anastomosen met laserbehandeling opheffen.

Postnataal

De postnatale opvang van een kind met ernstige hydrops foetalis is een complexe procedure. Hierbij dienen verscheidene gekwalificeerde mensen aanwezig te zijn. Na de geboorte wordt de patiënt direct geïntubeerd en beademd. Om de longontplooiing te bevorderen, worden vochtcollecties in de thorax (pleurale effusie) en abdomen (ascites) aangeprikt en zoveel mogelijk verwijderd. Zo nodig kan men een drain achterlaten. Gezien het aanwezige oedeem in de huid zal er primair gekozen worden voor een vasculaire ingang via de vena umbilicalis. Via deze katheter kan ook snel bloed worden afgenomen voor bloedgasanalyse en een hemoglobinegehalte. Als er sprake is van (ernstige) anemie wordt een bloedtransfusie gegeven.

Bij aanwezigheid van intrathoracaal of abdominaal vocht bestaat een verhoogde kans op een longhypoplasie met daarbij PPHN. Vooral dit laatste maakt de keuze voor de circulatoire behandeling niet altijd eenvoudig (diuretica of intravasculaire vulling). Echocardiografie kan hierbij uitkomst bieden.
Naast deze algemene maatregelen dient men afhankelijk van de oorzaak van de hydrops foetalis de behandeling verder uit te breiden.

Complicatie, prognose en beloop

De belangrijkste complicaties zijn longhypoplasie en PPHN. Daarnaast kunnen er complicaties ontstaan door het inbrengen van drains in de thorax (pneumothorax) en buikholte (darmperforatie).
De prognose is sterk afhankelijk van het onderliggend lijden en de mogelijkheid tot therapeutische interventie. Omdat het ziektebeeld vaak intra-uterien wordt vastgesteld, zijn (in tegenstelling tot neonatale ziektebeelden) overlevingsgetallen gebaseerd op foetale én neonatale gegevens. Indien er sprake is van een immunologische oorzaak voor de hydrops is het overlevingspercentage (met intra-uteriene transfusie) 70 procent. Voor de non-immunologische oorzaken is de prognose een stuk slechter, met een algehele overleving van slechts 20 procent. Bij deze laatste groep worden grote verschillen gezien tussen de verschillende oorzaken. De beste overlevingskansen (> 20%) hebben cardiovasculaire oorzaken (aritmieën), infecties (parvo B19), intrathoracale afwijkingen en foeto-foetale transfusies. De kans op overleven is aanzienlijk slechter (< 5%) indien er sprake is van chromosomale, syndromale en urogenitale afwijkingen, non-immunologische anemie en tumoren.

Literatuur

Bukowski R, Saade G. Hydrops fetalis. Clin Perinatol 2000;27:1007-31.
Forouzan I. Hydrops fetalis: recent advances. Obstet Gynecol Surv 1997;52:130-8.

20 Open ductus Botalli

Definitie en etiologie

Bij een normale fysiologische transitie van pre- naar postnatale circulatie dient de ductus Botalli zich in de eerste dagen na de geboorte te sluiten. Indien deze sluiting niet optreedt, spreekt men van een persisterende open ductus Botalli (ODB), in de Engelse literatuur 'patent ductus arteriosus' (PDA; figuur 20-1) genoemd.

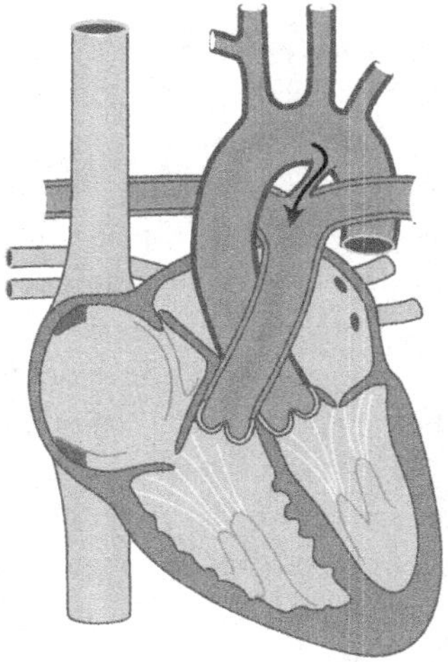

FIGUUR 20-1 *Persisterende ductus arteriosus (PDA, open ductus Botalli).*

Incidentie

De incidentie van een ODB is sterk afhankelijk van de zwangerschapsduur en eventuele bijkomende pathologie. De incidentie bij à terme geboren kinderen wordt geschat op 0,04 procent, oplopend tot 80 procent bij prematuur geboren kinderen met een zwangerschapsduur < 28 weken en een *respiratory-distress syndrome*.

Klinische presentatie

De klinische presentatie van à terme en premature pasgeborenen is erg verschillend. De meeste à terme geboren kinderen zullen zich presenteren met een hartgeruis met

daarbij relatief weinig klachten. Alleen bij een grote links-rechts-shunt kunnen symptomen ontstaan zoals recidiverende luchtweginfecties, tachypneu en voedingsproblemen.
Bij de prematuur geboren kinderen staat vooral de pulmonale verslechtering op de voorgrond, zich uitend in tachy- of dyspneu en/of beademingsproblemen. Daarnaast is er een aantal andere, weinig specifieke verschijnselen die kunnen wijzen op een ODB, zoals hartruis, hyperdynamisch precordium, wijde polsdruk (heffende pulsaties) en wisselende zuurstofsaturatie. De eerste symptomen ontstaan vaak binnen 48-72 uur postpartum.

Differentiaal-diagnose

Bij de à terme pasgeborenen zullen andere hartafwijkingen moeten worden overwogen die gepaard gaan met een hartruis.
Omdat bij de prematuur de pulmonale verslechtering het meest op de voorgrond staat, dient men bij deze groep kinderen ook te denken aan pulmonale infecties en BPD.

Aanvullend onderzoek

Aanvullend onderzoek bestaat allereerst uit een thoraxfoto en een ECG. Afhankelijk van de shuntgrootte toont deze geen afwijkingen of tekenen van longvaatovervulling en belasting van de linker harthelft. Conform de thoraxfoto variëren de bevindingen op het ECG van normaal tot tekenen van linkerventrikelhypertrofie. De uiteindelijke diagnose ODB wordt gesteld met echografisch onderzoek van het hart, waarbij zowel de aanwezigheid van een ODB wordt beoordeeld als de shuntgrootte.

Therapie

Aangezien de oorzaak van een ODB bij de à terme pasgeborene een structurele afwijking is van de vaatwand van de ductus Botalli, is medicamenteuze therapie niet zinvol. Sluiting dient chirurgisch plaats te vinden. Een recentere techniek is sluiting via katheterisatie.
Bij de prematuur geboren kinderen ontstaat de ODB door een disbalans in de gevoeligheid van de vaatwand voor

constrictieve (zuurstof) en dilaterende (prostaglandine) factoren. De behandeling bestaat dan ook uit prostaglandineremming met indomethacine (3 giften 0,1-0,2 mg/kg, eventueel eenmaal herhalen). Het succespercentage van deze behandeling is meer dan 80 procent. Een alternatieve medicamenteuze behandeling is ibuprofen. Indien medicamenteuze behandeling niet leidt tot sluiting van de ductus, of wanneer er contra-indicaties bestaan voor deze behandeling, dient de ODB chirurgisch te worden gesloten.

Complicatie, prognose en beloop

Door vroegtijdige signalering en betere diagnostische middelen zijn de (semi-)langetermijngevolgen van een ODB voor de circulatie (decompensatio cordis, endocarditis, pulmonale hypertensie) relatief zeldzaam. Wel wordt een ODB bij prematuur geboren kinderen gezien als een extra risicofactor voor intracraniële bloedingen, necrotiserende enterocolitis en bronchopulmonale dysplasie.
Complicaties van de indomethacinebehandeling zijn trombopathie met als gevolg een verhoogde bloedingsneiging en vasoconstrictie met als gevolg een daling van de perfusie in de nieren, hersenen en darmen.
Complicaties van de chirurgie zijn schade aan de nervus laryngeus (heesheid) of phrenicus links (diafragmaparalyse) en aan de ductus thoracicus (chylothorax), wondinfecties, plaatsing klip op pulmonale tak of aorta en pneumothorax.
Indien tijdig gesignaleerd en behandeld is de prognose van een ODB goed.

21 Persisterende pulmonale hypertensie van de neonaat

Definitie en etiologie

Intra-uterien is er bij de neonaat sprake van een verhoogde pulmonale vaatweerstand waardoor het (zuurstofrijke) bloed vanuit de rechter harthelft grotendeels via het open foramen ovale (OFO) en de open ductus Botalli (ODB) direct naar de systeemcirculatie stroomt. Na de geboorte ontplooien de longen zich, daalt de koolzuurspanning en stijgt de zuurstofspanning, met als gevolg een acute daling van de pulmonale vaatweerstand en een daling van de pulmonale druk tot 50 procent van de systeemdruk. Dit bevordert de longdoorbloeding en zorgt voor een afname van de rechts-links-shunt door het OFO en de ODB. Deze acute daling van de longvaatweerstand wordt gevolgd door een meer geleidelijke daling in de eerste weken na de geboorte. Indien de acute daling van de longvaatweerstand niet of onvoldoende plaatsvindt, spreekt men van persisterende pulmonale hypertensie van de neonaat (PPHN). Dit proces vermindert de longdoorbloeding en houdt de rechts-links-shunt in stand.

PPHN kan veroorzaakt worden door de volgende ziektebeelden:

Meconiumaspiratiesyndroom (MAS). Binnen het ziektebeeld PPHN vormt MAS in 50 procent van de gevallen de oorzaak. MAS wordt veroorzaakt door perinatale aspiratie van meconium, meestal in combinatie met perinatale asfyxie (zie hoofdstuk 7).

Idiopathische PPHN. Deze idiopathische vorm, ook wel 'black-lung PPHN' genoemd, is in 20 procent van de gevallen de oorzaak van de PPHN. Bij idiopathische PPHN is er sprake van een structurele verandering in de pulmonale vasculatuur. De vaatwanden zijn verdikt en er bestaat hyperplasie van de vasculaire spierlaag. Deze afwijkingen verhinderen de normale weerstandsverlaging van de longvaten na de geboorte.

Pneumonie/sepsis. Deze groep van ziektebeelden neemt 20 procent van de gevallen van PPHN voor zijn rekening. Bij deze kinderen bestaat meestal een combinatie van pneumonie en sepsis, met daarbij verschijnselen van een circulatoire shock.

*Respiratory distress syndrome (*RDS). Hoewel voorheen de gedachte bestond dat prematuur geboren kinderen geen PPHN konden ontwikkelen omdat de daarvoor vereiste vasculaire spierlaag ontbreekt, blijkt PPHN in de praktijk wel degelijk voor te komen, onder andere als complicatie van het RDS (zie hoofdstuk 10). Deze oorzaak wordt in 5 procent van de kinderen met PPHN gevonden.

Andere oorzaken. Minder frequente oorzaken van PPHN zijn congenitale hernia diaphragmatica (CHD) (hoofdstuk 14), longhypoplasie (hoofdstuk 14) en asfyxie (hoofdstuk 7).

Incidentie

De gerapporteerde incidentie van PPHN bij de à terme pasgeborene wordt geschat op 2 per 1000 levend geboren kinderen. Over de incidentie bij prematuur geboren kinderen zijn geen betrouwbare gegevens bekend.

Klinische presentatie

Aangezien PPHN geassocieerd is met meerdere ziektebeelden is de klinische presentatie erg verschillend en sterk afhankelijk van het onderliggend lijden. Het meest consistente symptoom bij PPHN is de ernstige cyanose die vrij snel na de geboorte ontstaat. Andere mogelijk verschijnselen zijn tachy- of dyspneu, tekenen van circulatoire shock en verlaagd bewustzijn. De cyanose verbetert over het algemeen met het aanbieden van 100% zuurstof, al duurt het herstel vaak lang en hoeft het niet volledig te zijn. Is er sprake van een rechts-links-shunt over een ODB, dan zal de preductale zuurstofsaturatie (rechterarm) hoger zijn dan de postductale saturatie (benen). Een opvallend fenomeen bij een PPHN is de labiliteit van de oxygenatietoestand. Minimale handelingen bij de patiënt kunnen leiden tot ernstige verstoring in de oxygenatie.

Differentiaaldiagnose

Naast PPHN dienen ook andere pulmonale en cardiale ziektebeelden overwogen te worden als oorzaak voor de cyanose.

Aanvullend onderzoek

Het registreren van pre- en postductale saturaties kan het beeld van PPHN met rechts-links-shunt ondersteunen. Het afwezig zijn van verschillen (> 10%) in pre- en postductale saturaties sluit een PPHN echter niet uit. De bloedgasanalyse toont vaak een metabole acidose en een opvallend lage koolzuurspanning in relatie tot de ernstige oxygenatiestoornissen.
Afhankelijk van de oorzaak van de PPHN toont de thoraxfoto soms afwijkingen aan de longen (MAS, pneumonie, RDS, CHD, enzovoort).
Echocardiografie dient de diagnose PPHN te bevestigen en andere (cyanotisch) aangeboren hartgebreken uit te sluiten.

Therapie

Bij de behandeling van PPHN zal men in eerste instantie de onderliggende longpathologie optimaal moeten behandelen. Het starten van kunstmatige beademing en het geven van exogeen surfactant (MAS, pneumonie) zijn daarbij de belangrijkste stappen. Ter verlaging van de longvaatweerstand wordt gestreefd naar een hoognormale zuurstofspanning en het vermijden van een hoge koolzuurspanning en/of een lage zuurgraad in het bloed.
Hyperventilatie en verslapping worden niet langer geadviseerd. Omdat PPHN vaak gepaard gaat met een gecompromitteerde hartfunctie wordt in een vroeg stadium

gestart met circulatoire ondersteuning door middel van vaatvulling en cardiotonica. Het bloeddrukverhogende effect van deze handelingen zal ook bijdragen aan een afname van de rechts-links-shunt.
Wanneer deze 'conservatieve' behandelingen niet leiden tot een stabilisering van het ziektebeeld, wordt gestart met inhalatie van stikstofoxide (iNO) in een dosering met 20 ppm. Onderzoek heeft uitgewezen dat iNO geen effect heeft op de mortaliteit, maar het aantal kinderen dat behandeld moet worden met extracorporele membraan-oxygenatie (ECMO) wel vermindert. Deze laatste invasieve behandeling is de enige interventie waarvan onderzoek heeft uitgewezen dat zij de mortaliteit van ziektebeelden gepaard gaande met PPHN verlaagd. Tijdens ECMO wordt het ongesatureerde bloed buiten het lichaam van zuurstof voorzien. Om stolling tegen te gaan, worden de patiënten die ECMO ondergaan gehepariniseerd. De indicaties voor ECMO variëren per centrum, maar over het algemeen moet er sprake zijn van zeer ernstig, maar reversibel longlijden bij een zwangerschapsduur > 34 weken, een gewicht > 1800 gram en ontbreken van andere (aangeboren) levensbedreigende aandoeningen.

Complicatie, prognose en beloop

De mortaliteit van PPHN is sterk afhankelijk van het onderliggende ziektebeeld en varieert derhalve tussen 5 en 40 procent. Gegevens over de langetermijnuitkomsten zijn schaars. Chronische longschade, gedefinieerd als zuurstofbehoefte langer dan 28 dagen na de geboorte, komt voor bij 5-10 procent van de kinderen met PPHN. Achterstand in de psychomotorische ontwikkeling en/of gehoorsafwijkingen komen voor bij 25-50 procent van de kinderen. Het gebruik van iNO heeft geen invloed op deze langetermijnmorbiditeit. Het gebruik van ECMO geeft een toename van het aantal intracraniële afwijkingen bij beeldvormend onderzoek. Vooral de kinderen met ernstige afwijkingen hebben een verhoogde kans op psychomotorische ontwikkelingsachterstanden op latere leeftijd.

Literatuur

Ostrea E, Villaneuva E, Natarajan G, et al. Persistent pulmonary hypertension of the newborn: Pathogenesis, etiology, and management. Paediatr Drugs 2006;8:179-88.

DEEL IV NEUROLOGISCHE PROBLEMEN BIJ DE PASGEBORENE

22 Plexus-brachialislaesies

Definitie en etiologie

Bij een plexus-brachialislaesie is er sprake van het afscheuren van zenuwen die onderdeel zijn van dit zenuwcomplex, met als gevolg parese of paralyse van de door de beschadigde zenuwen geïnnerveerde spieren. Afhankelijk van de betrokken zenuwen onderscheidt men twee verschillende vormen:

1. *Erbse parese*: schade aan cervicale (C) zenuwen 5 en 6 (50%) of 5, 6 en 7 (50%);
2. *Klumpke parese*: schade aan cervicale 5, 6, 7 en 8 en thoracale (T) 1.

Gerapporteerde risicofactoren zijn onder andere: macrosomie, forcipale extractie en schouderdystokie.

Incidentie

De incidentie wordt geschat op 1 à 3 per 1000 levend geboren kinderen en in 90 procent van de gevallen betreft het een Erbse parese.

Klinische presentatie

Bij een Erbse parese bestaat er spierzwakte of paralyse van de spieren in de schouder, bovenarm en onderarm. Hierdoor zijn de volgende bewegingen beperkt of afwezig: schouderabductie en -exorotatie (C5), flexie en supinatie van de onderarm (C5, C6) en soms extensie van de pols en vingers (C6, C7). Hierdoor ontstaat een voorkeurshouding die men in het Engels ook wel de 'waiters's tip' noemt. In een minderheid van de kinderen met een Erbse parese bestaat er ook een hoogstand van het diafragma aan de aangedane zijde (C4, C5), wat gepaard kan gaan met tachy-/dyspneuklachten.
Bij een Klumpke (totale) parese is er tevens uitval van de hand en vingers (C8, T1). Hierdoor verdwijnt de grijpreflex. Bij een ipsilaterale ptosis en miosis is er tevens sprake van hornersyndroom (T1).
Andere bijkomende afwijkingen zijn onder andere clavi-

culafractuur (10%), humerusfractuur (10%) en facialisparese (10-20%).

Differentiaal-diagnose

Hoewel verminderde mobiliteit ook gezien wordt bij een clavicula- of humerusfractuur, is het klinische beeld zo evident dat er geen andere differentiaaldiagnostische overwegingen zijn.

Aanvullend onderzoek

Een goed klinisch neurologisch onderzoek is eigenlijk afdoende om de diagnose te stellen, inclusief differentiatie tussen Erbse en Klumpke. Wel dient een thoraxfoto gemaakt te worden om fracturen en een diafragmahoogstand (eventueel ook echografie) aan te tonen of uit te sluiten.

Therapie

In 75-95 procent van de gevallen herstelt de functionaliteit van de zenuwen en spieren spontaan. Tekenen van progressief herstel zijn meestal binnen drie maanden na de geboorte zichtbaar. In die periode is fysiotherapie de enige behandeling, met als doel gewrichtsbeperkingen door immobiliteit te voorkomen.
Bij die kinderen die niet spontaan herstellen (1 op de 10) zal reconstructiechirurgie moeten plaatsvinden van de aangedane zenuwen. Voor een optimaal resultaat dient deze beslissing tussen de derde en zesde levensmaand genomen te worden. Binnen Nederland wordt operatieve correctie uitgevoerd in het Atrium Medisch Centrum Heerlen, het Leids Universitair Medisch Centrum en het VU Medisch Centrum in Amsterdam.

Prognose

Na reconstructiechirurgie treedt een verbetering van de armfunctie op na een periode van 6-9 maanden en dit herstel kan zich voortzetten tot wel 2 jaar na de ingreep.

Literatuur

Piatt J. Birth injuries of the brachial plexus. Clin Perinatol 2005;32:39-59.

23 Hydrocefalus

Definitie en etiologie

Hydrocefalus wordt gedefinieerd als een abnormale ophoping van liquor in de ventrikelsystemen van de hersenen, met als gevolg een toename van de schedelomvang (figuur 23-1).
Liquor wordt geproduceerd door de plexus choroideus en vervolgens afgevoerd naar de subarachnoïdale ruimte via de foramina van Monro, het aquaduct, de vierde ventrikel, foramina van Luschka en Magendie en de cisterna magna. Daar vindt reabsorptie plaats in de circulatie. Tabel 23-1 geeft een aantal oorzaken voor een neonatale hydrocefalus. Bij het bestaan van een hydrocefalus wordt ook vaak aangegeven of er communicatie bestaat tussen de ventrikels en de subarachnoïdale ruimte (communicerend), of dat er in dit traject een obstructie zit (niet-communicerend).

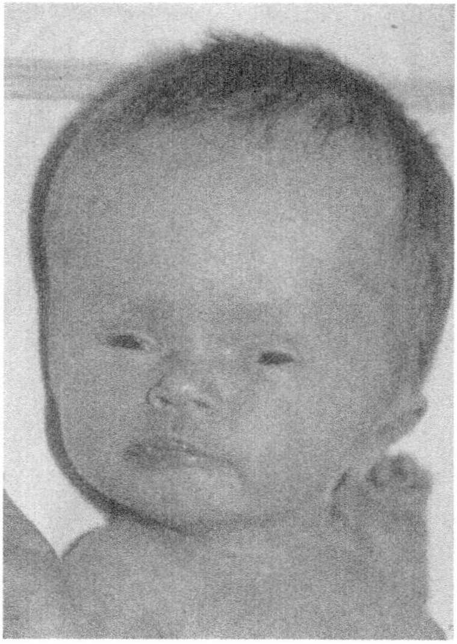

FIGUUR 23-1 *Hydrocefalus.*

Incidentie De incidentie is sterk afhankelijk van de oorzaak, maar men schat de kans op het ontstaan van een neonatale hydrocefalus op 3-4 per 1000 levend geboren kinderen.

Klinische presentatie Kinderen met een hydrocefalus presenteren zich vooral met een snelle toename van de schedelomvang, met daarbij een volle fontanel, wijkende schedelnaden en zogenoemd *frontal bossing*. Klinische verschijnselen ontstaan meestal door de verhoogde intracraniële druk en zijn onder andere: prikkelbaarheid, voedingsretenties of braken, bradycardieën, apneus en deviatie van de oogstand naar onder (*sunset*-fenomeen). Daarnaast kunnen er tal van andere afwijkingen bestaan passend bij een van de oorzaken zoals genoemd in tabel 23-1.

TABEL 23-1 *Oorzaken van neonatale hydrocefalus*

congenitale malformaties	– aquaductstenose – Arnold-Chiari-malformatie 2 (meningomyelocele en hydrocefalus) – Dandy-Walker-malformatie (atresie foramina Luschka en Magendie) – cerebrale malformatie (encefalokele, holoprosencefalie) – metabole stoornis (achondroplasie, Hurler)
posthemorragisch	– intraventriculaire bloeding – subduraal hematoom – subarachnoïdale bloeding
postinfectieus	– meningitis/ventriculitis – congenitale infectie (cytomegalievirus, *Toxoplasma*)
neoplasmata en vasculaire malformaties	
benigne externe hydrocefalus	
overproductie plexus choroideus (papilloma)	
overige	– craniofaciale dysmorfie – osteogenesis imperfecta

Aanvullend onderzoek

Om de ventrikeldilatatie vast te stellen wordt beeldvormend onderzoek gedaan, met als eerste stap echografie van de hersenen. Dit kan zo nodig worden uitgebreid met een CT-scan of een MRI. Het verdere aanvullende onderzoek zal sterk afhangen van de mogelijke oorzaken van de hydrocefalus.

Therapie

Het belangrijkste doel van de behandeling is het reduceren van de (verhoogde) intracraniële druk door het reduceren van de hoeveelheid liquor. Aangezien medicamenteuze behandelingen tot nu toe teleurstellende resultaten hebben opgeleverd, zal de behandeling in de praktijk bestaan uit het bij herhaling laten aflopen van liquor, om zodoende de druk op het hersenparenchym te verminderen. Als er een communicerende hydrocefalus bestaat kan dit door middel van lumbaalpuncties. In de meeste gevallen is dit echter een tijdelijke oplossing waarvoor alleen gekozen wordt als men nog spontane stabilisatie verwacht (posthemorragische hydrocefalus) of het plaatsen van een permanente drain niet mogelijk is (verhoogd eiwit in de liquor waardoor de drain verstopt kan raken). Wanneer er geen stabilisatie ontstaat, lumbaalpuncties niet meer mogelijk zijn, of er sprake is van een niet-communicerende hydrocefalus, dient met over te gaan tot het plaatsen van een drain. Dit kan in eerste instantie een tijdelijke drain zijn, waarbij men de keuze heeft uit een externe of een interne drain (Omaya-reservoir). Deze laatste mogelijkheid bestaat uit een onderhuids (schedel)reservoir dat dagelijks gepuncteerd kan worden. Uiteindelijk zal gekozen worden voor een geheel subcutaan lopende continue liquordrainage waarbij een verbinding wordt aangebracht tussen de ventrikels en de buikholte of het pericard. Hierbij bestaat minder kans op draininfecties.
Het spreekt voor zich dat naast de hydrocefalus ook het onderliggend lijden adequaat behandeld dient te worden, voor zover dat mogelijk is.

Complicatie, prognose en beloop

Zoals hierboven beschreven, kan een hydrocefalus gepaard gaan met intracraniële drukverhoging. Doordat de schedelnaden nog open zijn, is de kans op inklemming op de neonatale leeftijd zeer klein. Daarnaast ontstaan er vaak complicaties na het inbrengen van een drain, waarvan een infectie de meest bedreigende is.
Door de grote variatie in oorzaken is een algehele prognose voor hydrocefalus moeilijk te geven. Veel van de oorzaken genoemd in tabel 23-1 hebben geassocieerde afwijkingen die de prognose (ongunstig) kunnen beïnvloeden. Studies hebben wel aangetoond dat een hydrocefalus de kans op neurologische restschade op de lange termijn sterk vergroot.

24 Intraventriculaire hemorragie

Definitie

Bij een intraventriculaire hemorragie (IVH) is er sprake van een intracraniële bloeding in het periventriculaire gebied. De bloeding ontstaat primair in het capillaire netwerk van de germinale matrix en kan zich vervolgens uitbreiden naar de laterale zijventrikel of het parenchym. Afhankelijk van de lokalisatie en de grootte van de bloeding onderscheidt men drie graderingen (volgens Volpe):

- graad 1: een bloeding beperkt tot de subependymale germinale matrix;
- graad 2: een bloeding in de zijventrikel < 50% gevuld met bloed;
- graad 3: een bloeding in de zijventrikel > 50% gevuld met bloed.

Daarnaast kunnen er echodensiteiten bestaan in het hersenparenchym.

Behalve prematuriteit vormen factoren die fluctuaties veroorzaken in de cerebrale doorbloeding een verhoogd risico voor IVH's (RDS, hypotensie, CO_2).

Het grootste deel van de IVH's ontstaat in de eerste 72 uur na de geboorte en 90 procent van de bloedingen vindt plaats in de eerste levensweek. Indien de bloedingen buiten deze periode plaatsvinden, dient men rekening te houden met intracraniele vaatanomalieën en ziektes gepaard gaande met verhoogde bloedingsneiging.

Incidentie

IVH's komen bijna uitsluitend voor bij prematuur geboren kinderen, omdat de germinale matrix als bron van de bloeding op de à terme leeftijd grotendeels verdwenen is. De incidentie van IVH's neemt af naarmate de zwangerschapsduur vordert. Bij de groep prematuur geboren kinderen onder de 1000 gram wordt een incidentie gerapporteerd van ongeveer 30 procent.

Klinische presentatie

Het grootste deel van de IVH's is asymptomatisch (> 50%). In die gevallen waar symptomen aanwezig zijn, zijn deze vaak aspecifiek, zoals veranderingen in bewustzijn en bewegingspatroon, hypotonie en beademingsproblemen. In een zeer klein deel van de kinderen gaat de IVH gepaard met een snelle en acute verslechtering van de algehele conditie, uiteindelijk resulterend in een diepe coma, tonische convulsies, lichtstijve pupillen, hypotensie, bradycardie en respiratoire insufficiëntie.
Soms is een snelle daling van het hemoglobinegehalte een eerste aanwijzing. Door het gebrek aan symptomen worden bij de kinderen met een verhoogd risico meestal routinematig hersenecho's gemaakt op de leeftijd van 1, 3 en 7 dagen.

Differentiaaldiagnose

Deze is erg breed omdat de klinische symptomen vaak aspecifiek zijn. De echografische afwijkingen van intraventriculair gelokaliseerde bloedingen zijn daarentegen wel vaak duidelijk. Echodensiteiten in het parenchym kunnen soms moeilijk te differentiëren zijn van oedeem en/of infarcering.

Aanvullend onderzoek

Voor het stellen van de diagnose IVH is echografie vaak afdoende. Indien men meer informatie wenst over de intraparenchymateuze afwijkingen, kan men aanvullende beeldvorming verrichten met een MRI. In die gevallen waarin de bloeding op basis van de risicofactoren onverwacht is, dient verder onderzoek te worden verricht naar anatomische afwijkingen of verhoogde bloedingsneiging.

Therapie

De therapeutische opties bij een IVH zijn zeer beperkt. Het stabiliseren van de circulatoire en respiratoire conditie en het corrigeren van anemie en/of stollingsafwijkingen zijn enkele zinvolle interventies. Daarnaast dienen bij dreigende vroeggeboorte zo snel mogelijk prenatale corticosteroïden aan de moeder te worden toegediend, omdat dit een significante verlaging geeft van het aantal IVH's bij prematuur geboren kinderen.

Complicatie, prognose en beloop

Het feit dat IVH's voornamelijk voorkomen bij prematuur geboren kinderen met allerlei andere geassocieerde problemen maakt het bepalen van de prognose op langere termijn van deze aandoening erg moeilijk.

De meeste studies laten zien dat de IVH graad 1 en 2 de mortaliteit niet verhogen ten opzichte van prematuur geboren kinderen zonder bloedingen. Dit is echter wel het geval bij ernstige IVH's (graad 3), waarbij mortaliteitspercentages beschreven worden van 20 tot 50. Een belangrijke complicatie van een IVH is de posthemorragische ventrikeldilatatie (PHVD). De kans op een PHVD neemt vooral toe bij een IVH graad 3 (tot 80% van de overlevenden).

De neurologische morbiditeit op de lange termijn is voornamelijk geassocieerd met parenchymschade zoals periventriculaire hemorragische infarcering en periventriculaire leukomalacie, beide vaak geassocieerd met IVH's. De grootte van de IVH speelt hierbij een minder belangrijke rol, al neemt de kans op ernstige neurologische restafwijkingen nog steeds met 30 procent toe als er sprake is van een ernstige (graad 3) IVH.

25 Neonatale convulsies

Definitie en etiologie

Men spreekt van een neonatale convulsie wanneer klinische symptomen bestaan die verdacht zijn voor een convulsie en er op het elektro-encefalogram (EEG) epileptiforme activiteit wordt waargenomen.
De belangrijkste oorzaken voor een neonatale convulsies staan vermeld in tabel 25-1. De meerderheid van de convulsies presenteert zich in de eerste drie dagen na de geboorte. De meest voorkomende oorzaken in de eerste 48 uur zijn asfyxie, geboortetrauma en hypoglycemie. Infectieuze oorzaken voor neonatale convulsie ziet men vaak pas tegen het einde van de eerste levensweek.

TABEL 25-1 *Oorzaken van neonatale convulsie*

trauma en hypoxie	intracraniële bloedingen
	asfyxie met hypoxisch-ischemische encefalopathie
congenitale afwijkingen (cerebrale dysgenese)	
metabole ontregelingen	– hypocalciëmie
	– hypoglykemie
	– hyper- en hyponatriëmie
	– hypomagnesiëmie
hypertensie	
infecties	– meningitis
	– encefalitis (herpes, Coxsackie)
	– *Toxoplasma* en cytomegalievirus
medicatie	– cocaïne, heroïne, methadon
	– barbituraten
stofwisselingsstoornissen	– pyridoxinedeficiëntie
	– ureumcyclusdefecten
	– (non-)ketotische hyperglycinemie)
familiaire aandoeningen	– syndromaal (zellwegersyndroom, smith-lemli-opitzsyndroom)
	– tubereuze sclerosis, incontinentia pigmenti
	– benigne familiaire epilepsie

Incidentie

De incidentie wordt geschat op 2-3 per 1000 levend geboren à terme kinderen en 10-15 per 1000 levend geboren premature kinderen.

Klinische presentatie

Neonatale convulsies kunnen zich klinisch zeer divers presenteren. Zelden is er sprake van een gegeneraliseerd tonisch-klonisch bewegingspatroon. Meestal gaat het om subtiele veranderingen in het bewegingspatroon, die opvallen doordat ze afwijkend zijn van het tot dan toe getoonde gedrag. Wat deze veranderingen karakteristiek maakt voor convulsies is het feit dat de bewegingen een repetitief, ritmisch en stereotiepe karakter hebben. Voorbeelden zijn schokkende bewegingen van een of meer ledenmaten, knipperen met de ogen en smakken met de mond. Deze bewegingen kunnen onderscheiden worden van myoklonieën door het feit dat ze met aanraking niet te stoppen zijn. Neonatale convulsies kunnen zich ook presenteren als apneus en zeker bij de à terme pasgeborenen moet men bij dit (ongebruikelijke) symptoom als eerste denken aan convulsies. Bij een aanzienlijk deel van de elektrofysiologische convulsies (EEG) wordt geen klinisch substraat gevonden. Het belang van dergelijke subklinische convulsies voor de prognose is nog steeds onderwerp van discussie.

Differentiaal-diagnose

De differentiaaldiagnose is sterk afhankelijk van de wijze waarop de convulsies zich presenteren. Indien er sprake is van een apneu, dienen andere oorzaken zoals vermeld in hoofdstuk 9 overwogen te worden. Smakken met de mond kan soms moeilijk te onderscheiden zijn van volstrekt normale zuigreflexen. Bij trekkingen kan er ook sprake zijn van tremoren of myoklonieën.

Aanvullend onderzoek

Indien er een klinische verdenking bestaat op een neonatale convulsie, dient dit bevestigd te worden met een EEG. Aangezien het EEG een momentopname is, zullen niet alle klinische convulsies hierop zichtbaar zijn. Sub-

klinische convulsies daarentegen zullen niet altijd klinisch zichtbaar zijn.
Wanneer men de diagnose neonatale convulsie gesteld heeft, zal men aanvullend onderzoek doen om te trachten de oorzaak van de convulsie te achterhalen. Dit onderzoek zal meestal gefaseerd worden uitgevoerd, gestuurd door aanwijzingen verkregen uit de anamnese en het lichamelijk onderzoek. Een eerste screening bestaat meestal uit een schedelecho, serumglucose en elektrolyten, een bloedbeeld, infectieparameters en liquoronderzoek.

Therapie

Wordt een metabole oorzaak gevonden, dan dient deze als eerste gecorrigeerd te worden. Indien dit geen verbetering oplevert, of er een andere (niet te behandelen) oorzaak bestaat voor de convulsies, zal men starten met anti-epileptica. Het meest gebruikte eerstekeusmiddel is fenobarbital. Zo nodig kan een tweede en een derde middel gegeven worden om de convulsies onder controle te krijgen (midazolam, lidocaïne).
Over het algemeen bestaat er consensus over dat klinische convulsies, liefst ondersteund door epileptiforme afwijkingen op het EEG, behandeld dienen te worden. Of dit ook geldt voor subklinische (elektrofysiologische) convulsies is een punt van discussie en onderzoek.

Complicatie, prognose en beloop

De belangrijkste complicatie van (onbehandelde) convulsies is schade aan het hersenweefesel. De prognose wordt voor een groot deel bepaald door de oorzaak van de convulsies. Binnen deze ziektebeelden verhoogt het optreden van convulsies het risico op overlijden dan wel het optreden van neurologische restschade. Binnen de totale groep van à terme geboren kinderen met neonatale convulsies wordt een mortaliteit van 20 procent en neurologische morbiditeit van eveneens 20 procent gerapporteerd. Voor prematuur geboren kinderen < 1500 gram is dit aanzienlijk somberder, met percentages van respectievelijk 55 en 25.

Literatuur

Zupanc M. Neonatal seizures. Pediatr Clin N Am 2004; 51:961-78.

26 Periventriculaire leukomalacie

Definitie en etiologie

Periventriculaire leukomalacie (PVL) wordt gekenmerkt door necrose van de witte stof in de hersenen, met een voorkeurslokalisatie dorsaal en lateraal van een of beide zijventrikels. Deze necrose resulteert in kleine cysteuze laesies in de witte stof. Er bestaat echter ook een diffuse, niet-cysteuze vorm van PVL. De afwijkingen komen voornamelijk (maar niet uitsluitend) voor bij prematuur geboren kinderen. Circulatiestoornissen (ischemie) en inflammatie worden gezien als belangrijke factoren in de pathogenese.

Incidentie

De incidentie van PVL is sterk afhankelijk van de onderzochte populatie, de definitie en het gebruikte diagnosticum. Postmortem-onderzoek bij prematuur geboren kinderen geeft aan dat de meerheid bij histologisch onderzoek een bepaalde mate van PVL heeft. Uit praktische overwegingen wordt echter de incidentie vaak gebaseerd op de echografische bevindingen. Uitgebreide cysteuze PVL wordt gezien bij circa 5 procent van de prematuren < 1500 gram. Neemt men ook niet-cysteuze echodensiteiten op in de definitie PVL, dan stijgt dit percentage naar circa 25.

Klinische presentatie

Het ontstaan van PVL is asymptomatisch. Wel is er een aantal risicofactoren dat de kans op PVL doet toenemen. Deze risicofactoren voor PVL zijn:
- prematuriteit;
- obstetrische complicaties;
- infectie;
- hypotensie (schommelingen);
- *respiratory distress syndrome;*
- pneumothorax;
- open ductus Botalli;
- hyper- en hypocapnie.

Als verschillende van deze risicofactoren aanwezig zijn, dient met extra alert te zijn op PVL en de frequentie van cerebrale screening daarop aan te passen.

Aanvullend onderzoek

Cerebrale echografie is het onderzoek bij uitstek voor het stellen van de diagnose PVL. Het echografische beeld kan zich presenteren als verhoogde echodensiteit ('flaring') of weefselverlies (cysteuze laesies). Tabel 26-1 toont een veel gebruikt (op echografie gebaseerd) graderingssysteem voor PVL. De cysteuze afwijkingen worden over het algemeen 2-4 weken na het luxerende moment zichtbaar op de echo (figuur 26-1).

De niet-cysteuze PVL is moeilijker vast te stellen met echografie, waarbij verwijding van het ventrikelsysteem door weefselverlies soms een aanwijzing kan zijn. MRI lijkt het beste diagnosticum om ook deze afwijkingen in een vroeg stadium vast te leggen.

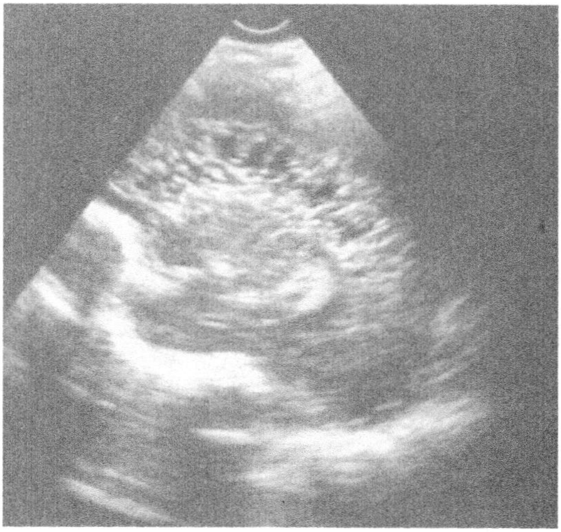

FIGUUR 26-1 *Echografische (sagitale) doorsnede van de hersenen met duidelijk zichtbare cysteuze laesies periventriculair van frontaal tot occipitaal.*

TABEL 26-1 *Echografische gradering* PVL

Graad 1	periventriculaire echodensiteiten, persisterend > 7 dagen
Graad 2	lokale cysteuze afwijkingen in het frontopariëtale gebied
Graad 3	multipele cysteuze afwijkingen frontopariëtaal en/of occipitaal
Graad 4	multipele subcorticale cysteuze afwijkingen

Therapie

Tot op heden bestaan er voor PVL geen therapeutische mogelijkheden. Het beperken van de risicofactoren lijkt dan ook de enige preventieve ingang in het ziektebeeld PVL.

Complicatie, prognose en beloop

De aanwezigheid van wittestofafwijkingen zoals gezien bij PVL geeft een sterk verhoogd risico op neurologische restschade op de lange termijn, zoals spastische diplegie/quadriplegie, convulsies, visusstoornissen en (in mindere mate) mentale retardatie. De toename van het risico op dergelijke afwijkingen is sterk afhankelijk van de soort en uitgebreidheid van de laesie. Transiënte echodensiteiten (graad 1) lijken nog de gunstigste prognose te hebben, al is het risico op restafwijkingen bij deze vorm van PVL wel degelijk verhoogd. Kinderen met cysteuze PVL, zeker als deze uitgebreid en bilateraal aanwezig is (graad 3), hebben een zeer groot risico (> 90%) op vooral motorische handicaps (diplegie). Uitzonderingen zijn vooral te verklaren door de lokalisatie van de cysten, waarbij onder andere een frontale lokalisatie gunstig kan zijn. Indien er tevens cysten bestaan in de subcorticale regio (graad 4) is er naast de motorische handicap ook vaak sprake van mentale retardatie en visusstoornissen.

DEEL V INFECTIEUZE PROBLEMEN BIJ DE PASGEBORENE

27 Neonatale meningitis

Definitie en etiologie

Men spreekt van een meningitis wanneer er sprake is van een ontstekingsproces van de meninges.
Meestal is er een voorafgaande neonatale sepsis. Dit betekent dat de risicofactoren zoals beschreven voor een neonatale sepsis (zie hoofdstuk 28) ook gelden voor neonatale meningitis. Een belangrijke risicofactor specifiek voor meningitis is de aanwezigheid van lichaamsvreemd materiaal zoals een ventrikeldrain.
Neonatale meningitis wordt voornamelijk veroorzaakt door bacteriële verwekkers. Ook hier is er een sterke associatie met de verwekkers van neonatale sepsis. Meest voorkomende pathogenen bij een neonatale meningitis zijn: groep-B-streptokokken, *Escherichia coli*, *Klebsiella* species, *Listeria monocytogenes* en stafylokokken. Daarnaast kan de meningitis ook veroorzaakt worden door schimmels (*Candida* species) en virale verwekkers (enterovirus, herpes simplex).

Incidentie

De incidentie van neonatale meningitis wordt geschat op 0,2 per 1000 levend geboren kinderen.

Klinische presentatie

Conform de neonatale sepsis is ook het klinische beeld van neonatale meningitis enorm variabel. Veel van de symptomen komen overeen met die van neonatale sepsis, omdat dit de belangrijkste oorzaak is voor het overgrote deel van de meningitiden. Symptomen die meer specifiek op een meningitis kunnen wijzen zijn geprikkeldheid, convulsies en een bolle en/of bomberende fontanel. Virale verwekkers geven soms aanleiding tot huidlaesies en diarree.

Differentiaaldiagnose

Indien prikkelbaarheid op de voorgrond staat dient men andere oorzaken zoals HIE, abstinentiesyndroom bij maternaal drugsgebruik en intracraniële bloedingen te overwegen. Voor de differentiaaldiagnose van de symptomatologie passend bij de sepsis, convulsie en huidlaesies wordt verwezen naar de betreffende hoofdstukken in dit boek.

Aanvullend onderzoek

Het belangrijkste diagnosticum voor neonatale meningitis is analyse van de liquor. De volgende bevindingen ondersteunen de diagnose meningitis: een verhoogd aantal witte bloedcellen, een verhoogd eiwitgehalte en een verlaagd glucosegehalte in vergelijking met de serumwaarde (ratio), micro-organisme zichtbaar op het grampreparaat. Ter bevestiging van een meningitis dient een liquorkweek op bacteriën, virussen en op indicatie schimmels te worden ingezet. Polymerasekettingreactie (PCR) kan bij sommige van deze verwekkers (herpes) aanvullende informatie verstrekken.
Conform neonatale sepsis worden meestal ook infectieparameters in het bloed bepaald, zoals het CRP. Vooral een daling van het CRP in de tijd kan gebruikt worden als indicator voor adequate therapie. Zodra op basis van de klinische verschijnselen gestart wordt met antibiotica, antimycotica of antivirale middelen, dient een volledige sepsisscreening plaats te vinden. Hierbij hoort onder andere een kweek van bloed, urine, feces en sputum.
Op indicatie kan het aanvullend onderzoek worden uitgebreid met beeldvorming en elektrofysiologisch onderzoek.

Therapie

Behandeling bestaat uit antibiotica en ondersteunende therapie voor een eventuele sepsis. Op indicatie wordt ook gestart met antimycotica en antivirale middelen (Aciclovir®).
De duur van de behandeling is afhankelijk van de geïsoleerde verwekker.

Complicatie, prognose en beloop

Beschreven complicaties van neonatale meningitis zijn ventriculitis, subduraal empyeem, cerebrale abcessen, 'syndrome of inappropriate antidiuretic hormone' en cerebrale schade.

De mortaliteit van neonatale meningitis is de laatste decennia gedaald tot 10-20 procent, waarbij vooral prematuur geboren kinderen een verhoogd risico hebben. De morbiditeit blijft echter onverminderd hoog, met percentages van 20 tot 50 in de groep overlevers. Belangrijke restafwijkingen zijn mentale retardatie, convulsies, *cerebral palsy*, hydrocefalus, gehoorverlies, visusstoornissen en gedragsproblemen. Deze afwijkingen komen vooral voor bij *Escherichia coli-* (50%) en groep-B-streptokokken-meningitiden (35%). Andere risicofactoren voor een slechte uitkomst (mortaliteit of ernstige morbiditeit) zijn convulsies, coma, gebruik van cardiotonica, leukopenie en trombopenie.

Literatuur

Heath P, Yusoff N, Baker C. Neonatal meningitis. Arch Dis Child Fetal Neonatal Ed 2003;88:F172-8.

28 Neonatale sepsis

Definitie en etiologie

Bij een neonatale sepsis is er meestal sprake van een klinische achteruitgang in de respiratoire en/of circulatoire conditie van de pasgeborene, veroorzaakt door de aanwezigheid en vermenigvuldiging van een micro-organisme in de bloedbaan. Indien dit bewezen wordt door middel van een positieve kweekuitslag, spreekt men van een bloedkweek-positieve klinische sepsis. Indien de bloedkweek geen micro-organisme aantoont, spreek men van een bloedkweek-negatieve klinische sepsis.
Op basis van het tijdstip waarop de sepsis ontstaat, spreekt men van zogenoemde *early-onset* en *late-onset* sepsis. Bij een early-onset sepsis ontstaan de symptomen in de eerste dagen na de geboorte en bij een late-onset sepsis na deze periode (> 5 dagen).
Risicofactoren voor een early-onset sepsis zijn langdurige gebroken vliezen, prematuriteit, maternale infectie (chorioamnionitis) en mannelijk geslacht. Bij een late-onset sepsis zijn de risicofactoren prematuriteit, intravasculaire katheters, intubatie en beademing en chirurgie.
De neonatale sepsis wordt voornamelijk veroorzaakt door bacteriële verwekkers. Bij de early-onset sepsis zijn dit over het algemeen verwekkers zoals deze voorkomen in het baringskanaal bij de moeder. De belangrijkste zijn de groep-B-streptokokken (GBS) en *Escherichia coli*, maar verwekkers als groep-D-streptokokken, *Haemophilus*, *Klebsiella* en *Enterobacter* species komen ook voor. De meest voorkomende bacteriële verwekkers voor de late-onset sepsis zijn de coagulase-negatieve stafylokokken, *Staphylococcus aureus*, *Escherichia coli* en *Pseudomonas* species. Naast de bacteriële verwekkers kan het klinische beeld van een sepsis ook veroorzaakt worden door schimmels (*Candida* species) of virussen (enterovirus, herpes-simplex-virus).

Incidentie

De incidentie van neonatale sepsis is sterk afhankelijk van de zwangerschapsduur. Bij kinderen met een geboortegewicht < 1000 gram is de incidentie 86 per 1000 levend geboren kinderen. Dit neemt af tot 1 per 1000 levend geboren kinderen bij een geboortegewicht > 2500 gram. Dit geeft een totale incidentie van bijna 3 per 1000 levend geboren kinderen.

Klinische presentatie

De klinische presentatie van een neonatale sepsis is enorm variabel. Meestal begint de sepsis met subtiele aspecifieke veranderingen, zoals een toename in het aantal apneus en bradycardieën, afname van de spontane activiteit, verminderde reactie op externe prikkels, bleke huidskleur, instabiele temperatuur en voedingsintolerantie met een opgezet abdomen. Mede afhankelijk van de verwekker en het tijdstip waarop adequate therapie gestart wordt, kan dit beeld (snel) progressief verslechteren, met daarbij respiratoire symptomen (kreunen, intrekken, hypercapnie en cyanose) en circulatoire shock (metabole acidose, hypotensie, tachycardie, verhoogde vaatwandpermeabiliteit, oligurie). Vooral gramnegatieve bacteriën geven vaak aanleiding tot een ernstige circulatoire shock. Bij de coagulase-negatieve stafylokokken is het beeld vaak minder ernstig. Indien er sprake is van een schimmelsepsis, zijn er vaak ook huidafwijkingen passend bij een schimmelkolonisatie. Virale verwekkers geven soms aanleiding tot huiduitslag en diarree. Bij sommige verwekkers (GBS) kan het beeld ontstaan van een persisterende pulmonale hypertensie (PPHN, zie hoofdstuk 21).

Differentiaal-diagnose

Voor de meeste symptomen bij een beginnende sepsis bestaat een uitgebreide differentiaaldiagnose. Het is de combinatie van de symptomen die de diagnose sepsis waarschijnlijk maakt.
Het beeld van de septische shock kan ook door niet-infectieuze ziektebeelden veroorzaakt worden zoals het hypoplastisch linkerhart-syndroom, metabole stoornissen

(galactosemie, amino-acidurie) en hypovolemische shock (bloedingen).

Aanvullend onderzoek

Infectieparameters in het bloed worden regelmatig gebruikt om het vermoeden van een neonatale sepsis verder te onderbouwen. Hierbij wordt vooral gekeken naar het leukocytenaantal en de differentiatie. Zowel een leukopenie als een leukocytose kan passen bij een infectie. Daarnaast kan een linksverschuiving in de differentiatie (meer onrijpe leukocyten) een aanwijzing zijn voor een infectie. Een ander vaak gebruikt diagnosticum is het C-reactieve proteïne (CRP). Een verhoging van het CRP geeft steun aan de diagnose infectie. Het is belangrijk om zich te realiseren dat de positief voorspellende waarde (= kans op de ziekte bij een positieve testuitslag) van deze testen laag is. Ze hebben dan ook een geringe waarde bij de beslissing om al dan niet te starten met behandeling. In de overwegingen om antibiotica te staken is het bepalen van het CRP wel zinvol, aangezien deze test een hoge negatief voorspellende waarde (kans op afwezigheid ziekte bij een negatieve testuitslag) heeft. Zodra op basis van de klinische verschijnselen gestart wordt met antibiotica of antimycotica, dient men (liefst tweemaal) een bloedkweek in te zetten. Daarnaast dient men in de meeste gevallen ook kweken in te zetten van liquor, urine, feces en sputum. Behalve bacterieel dient men deze kweken ook te onderzoeken op de aanwezigheid van schimmels en virussen.
Het verdere onderzoek zal zich vooral concentreren op de mate van respiratoire en circulatoire ontregeling, de mogelijke bron van de infectie (thoraxfoto, buikoverzichtsfoto) en het uitsluiten van andere oorzaken.

Therapie

De behandeling zal in eerste instantie bestaan uit het starten met antibiotica. De keuze is afhankelijk van het tijdstip waarop de sepsis ontstaat. Bij een early-onset sepsis zullen de antibiotica zich voornamelijk richten op patho-

genen uit het baringskanaal. Bij late-onset sepsis worden tevens de stafylokokken afgedekt. Indien de patiënt onvoldoende opknapt met deze antibiotische therapie, kan men overwegen om een eventuele centraalveneuze lijn te verwijderen of tevens te starten met antimycotica. De duur van de behandeling is afhankelijk van het aantonen van de verwekker, de soort verwekker en de uitgebreidheid van de infectie.
De verdere therapie zal vooral symptomatisch zijn en bestaan uit respiratoire (beademing) en circulatoire (intravasale vulling, cardiotonica) ondersteuning.

Complicatie, prognose en beloop

Een bacteriële sepsis kan ook secundair weer tot infectie van andere weefsel leiden. Vooral meningitis is een veel voorkomende complicatie bij een late-onset sepsis (25%). Andere infecties zijn endocarditis, artritis en osteomyelitis.
Zoals eerder besproken kan een neonatale sepsis aanleiding geven tot ernstige respiratoire en circulatoire ontregeling (PPHN), hetgeen weer kan leiden tot (tijdelijke of blijvende) orgaanschade.
De mortaliteit van neonatale sepsis is afhankelijk van de zwangerschapsduur, de verwekker en het tijdstip waarop de infectie ontstaat, en varieert op basis van deze criteria tussen de 0-70 procent. Er bestaan weinig data over de effecten van sepsis op latere morbiditeit. Toch lijkt in ieder geval bij prematuur geboren kinderen de sepsis een onafhankelijke bijdrage te leveren aan een slechtere neurologische uitkomst.

Preventie

Ter preventie van een GBS-sepsis is in 1998 door de Nederlandse Vereniging voor Kindergeneeskunde en de Nederlandse Vereniging voor Obstetrie en Gynaecologie een richtlijn opgesteld voor ante partum antibioticaprofylaxe (figuur 28-1). Onder adequate antibiotica profylaxe wordt verstaan minstens 4 uur voor de geboorte intraveneus penicilline G of amoxicilline.

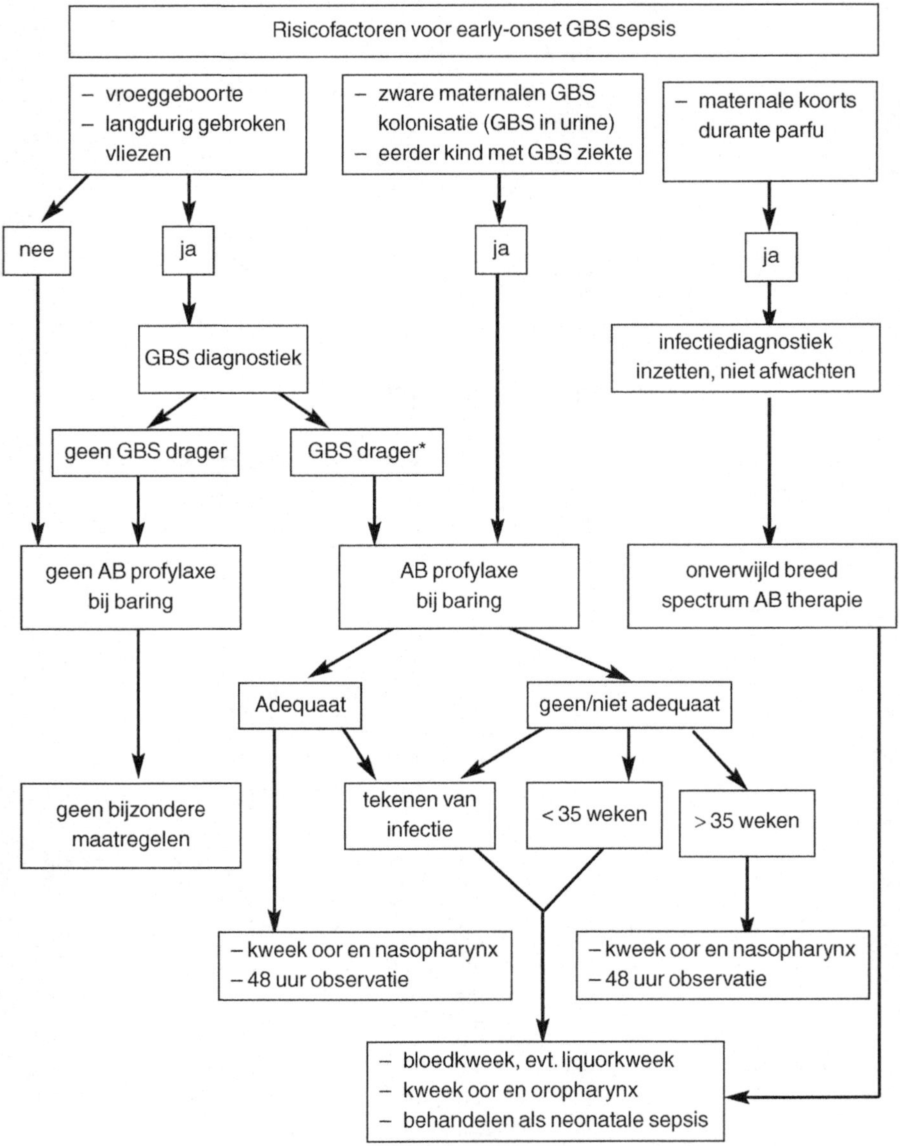

FIGUUR 28-1 *Richtlijn ante partum antibioticaprofylaxe ter preventie GBS-infectie.*

Literatuur

Baltimore R. Neonatal sepsis. Pediatr Drugs 2003;5:723-40.

29 Congenitale infecties

Bij een congenitale infectie is er sprake van een foetale infectie op basis van een (transplacentaire) verticale transmissie van moeder naar kind. De bekendste pathogenen zijn *To*xoplasma, *o*thers (zoals syfilis), *r*ubella, *c*ytomegalovirus (CMV) en *he*rpes-simplex-virus (HSV), meestal gezamenlijk aangeduid met de afkorting TORCH. Aangezien ieder van deze infecties zijn specifieke kenmerken heeft, worden ze hier afzonderlijk besproken.

Toxoplasma

Definitie en etiologie

Toxoplasma gondii behoort tot de groep protozoa en transmissie vindt plaats via rauw vlees, of voedsel gecontamineerd door feces van onder andere geïnfecteerde katten. De parasiet komt in de foetale circulatie terecht door infectie van de placenta. Alleen bij een primaire infectie gedurende de zwangerschap bestaat er een risico op congenitale infectie. Dit risico neemt toe van 10 tot 60 procent, afhankelijk van de vraag of seroconversie plaatsvindt in het eerste of het laatste trimester. Behandeling van de moeder tijdens de zwangerschap verlaagt het risico op transmissie met 60 procent.

Incidentie

De incidentie van congenitale *Toxoplasma*-infectie wordt geschat op 1-10 per 10.000 levend geboren kinderen.

Klinische presentatie

De kans op klinische verschijnselen is het grootst wanneer de transmissie plaatsvindt in het eerste trimester. Bij de meeste congenitale *Toxoplasma*-infecties zijn de kinderen echter asymptomatisch bij de geboorte (85%). Bij deze kinderen kan zich echter (indien onbehandeld) tot de leeftijd 20-30 jaar alsnog een chorioretinitis ontwikkelen (zie figuur 29-1).

Klinische verschijnselen van een congenitale *Toxoplasma*-infectie zijn onder andere hydrocefalus, microcefalie, intracraniële calcificaties, chorioretinitis, strabisme, blindheid, epilepsie, psychomotorische of mentale retardatie, petechieën op basis van een trombopenie en anemie. De klassieke trias van chorioretinitis, hydrocefalus en cerebrale calcificaties is uiterst zeldzaam. De meeste van deze symptomen zijn niet specifiek voor *Toxoplasma*, maar komen ook voor bij andere congenitale infecties.

Differentiaaldiagnose

Gezien de diversiteit van symptomen is de differentiaaldiagnose zeer uitgebreid. Naast de andere pathogenen uit de *TORCH*-groep dienen ook bacteriële infecties, hemolytische ziekten, stofwisselingsstoornissen en immunotrombocytopenie overwogen te worden.

Aanvullend onderzoek

De diagnostiek begint vroeg in de zwangerschap door het testen van alle zwangere vrouwen op *Toxoplasma*-antistoffen. Bij vrouwen die IgG-positief zijn is de kans op een congenitale *Toxoplasma*-infectie zeer klein, tenzij er sprake is van een gecompromitteerde immuniteit (aids). Vrouwen die IgG-negatief zijn vormen de risicogroep. Indien er klinische verschijnselen zijn bij moeder of foetus die mogelijk wijzen op een *Toxoplasm*a-infectie wordt serologie herhaald. Indien men IgM-antistoffen aantoont, of een IgG-titerconversie, is er meestal sprake van een maternale infectie met een risico op foetale transmissie. Om dit laatste te bewijzen dient een PCR op *Toxoplasma* gedaan te worden in het vruchtwater.
Aanvullend onderzoek bij de pasgeborene zal bestaan uit het bepalen van IgM-, IgG- en eventueel IgA-antistoffen, PCR en kweek van de liquor.
Ander aanvullend onderzoek richt zich vooral op de symptomatologie en bestaat onder andere uit echografie van de hersenen, oogheelkundig onderzoek en bloedonderzoek op anemie en trombopenie.

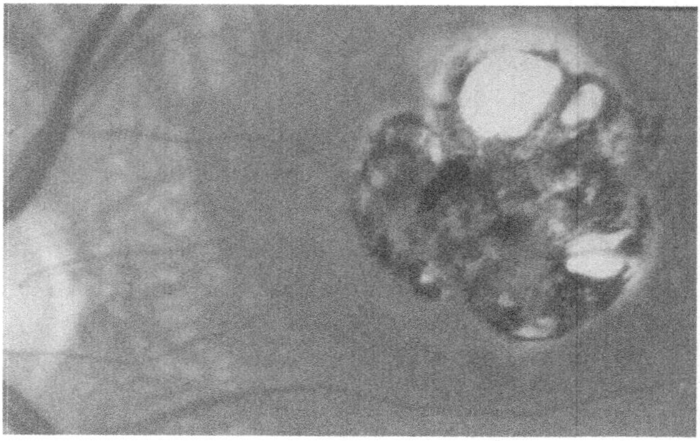

FIGUUR 29-1 *Beeld van een toxoplasma chorioretinitis.*

Therapie

Wanneer er een sterke verdenking is op een *Toxoplasma*-infectie bij de moeder, dient behandeling zo snel mogelijk te worden gestart. Afhankelijk van de testuitslagen zoals boven beschreven wordt de therapie, bestaande uit spiramycine of pyrimethamine/sulfadiazine, tijdelijk of gedurende de gehele zwangerschap gecontinueerd. In de meeste landen wordt deze behandeling gedurende het eerste levensjaar voortgezet bij de pasgeborene.

Complicatie, prognose en beloop

Vooral bij een transmissie in het eerste trimester is er kans op intra-uteriene vruchtdood of abortus (5%). Daarnaast zal een deel van de zwangerschappen met een bewezen infectie in het eerste trimester afgebroken worden, gezien de grote kans op ernstige klinische verschijnselen. Deze kunnen leiden tot psychomotorische retardatie, blindheid, enzovoort. Bij infecties laat in de zwangerschap is de prognose veel beter, maar behandeling blijft belangrijk om late complicaties zoals chorioretinitis te voorkomen.

Rubella (rode hond)

Definitie en etiologie

Het rubellavirus hoort tot de groep van togavirussen; de mens is de belangrijkste gastheer. Horizontale transmissie vindt plaats via de luchtwegen.
Congenitale rubella komt bijna uitsluitend voor bij primaire maternale infecties of indien er een onvolledige of uitgedoofde immuunrespons is na een eerder doorgemaakte infectie of vaccinatie. De maternale infectie kan subklinisch verlopen. Tijdens de viremie vindt overdracht plaats naar de placenta en van daaruit naar de foetus. De kans op overdracht van het virus is het grootst in het eerste trimester (80%), gevolgd door een afname in het tweede trimester (40%) en weer een toename in het laatste trimester (53%).

Klinische presentatie

Congenitale rubella is een chronische infectie, waarbij het virus actief blijft gedurende de gehele zwangerschap en ook in de postnatale periode. Het virus kan ieder orgaan infecteren.
Het risico op foetale schade door de infectie is het grootst wanneer deze optreedt vóór de elfde zwangerschapsweek. Er is dan meestal sprake van multi-orgaanschade. Geïsoleerde orgaanschade, zoals van het gehoor, treedt op tot week 16. Na deze periode is de kans op schade erg klein, al worden wel meer aspecifieke symptomen zoals groeiachterstand gezien.
Het spectrum van de klinische presentatie is erg variabel; de groep zonder symptomen bij de geboorte is groter dan de groep met symptomen. Het grootste deel (70%) van de asymptomatische groep ontwikkelt alsnog symptomen in de eerste levensjaren. Symptomen bij de geboorte kan men indelen in transiënte, permanente en *late-onset*-symptomen. Transiënte symptomen zijn onder andere: hepatosplenomegalie, hepatitis, icterus, petechieën door trombocytopenie, dermale erytropoëse ('blueberry muffin'), hemolytische anemie, meningo-encefalitis,

pneumonie, myocarditis en botafwijkingen. Deze afwijkingen gaan over het algemeen spontaan in regressie, in tegenstelling tot de permanente symptomen zoals structurele hartafwijkingen (ODB, pulmonalisstenose), oogafwijkingen (cataract, retinopathie), microcefalie, mentale retardatie en doofheid. Dit laatste symptoom komt bij meer dan 80 procent van de geïnfecteerde kinderen voor. Doofheid wordt vaak pas later ontdekt bij infecties die een subklinisch beloop hadden en is daarom ook een belangrijk late-onset-symptoom. Tot deze groep horen daarnaast ontwikkelingsstoornissen, gedragsproblemen, endocriene afwijkingen, visuele afwijkingen (glaucoom) en hypertensie.

Differentiaaldiagnose

Ook bij congenitale rubella is de differentiaaldiagnose erg groot gezien de diversiteit van de symptomen. In ieder geval dient men andere *TORCH*-infecties uit te sluiten. Voor de differentiaaldiagnose van de overige symptomen verwijzen we naar de andere hoofdstukken in dit boek.

Aanvullend onderzoek

Indien een zwangere vrouw contact heeft met een persoon die op dat moment infectieus is voor de omgeving (vijfde dag voor tot zevende dag na uitbreken huiduitslag) dient serologie te worden afgenomen om de risico's op een congenitale infectie in te schatten (tabel 29-1). Aanwezigheid van IgM antistoffen of een serumconversie van IgG is erg suggestief voor een doorgemaakte rubella-infectie. Eventueel kan men de diagnostiek uitbreiden met PCR en een kweek van het vruchtwater. Postnataal kan men bij het kind serologie en kweken (oropharynx) afnemen. IgM antistoffen of het persisteren van IgG antistoffen langer dan 12 maanden wijzen op een rubella-infectie. Het verdere onderzoek zal zich vooral richten op het vastleggen van eventuele beschadigingen van de verschillende orgaansystemen.

Rubella-contact gedurende de zwangerschap

TABEL 29-1 *Serologie rubella en beleid*

tijdstip contact	*titeruitslag*	*conclusie/beleid*
< 10 dagen	IgG-positief	eerdere infectie doorgemaakt, beschermd
	IgG-negatief	herhalen serologie na drie weken
		IgG-positief: primaire infectie, IgM inzetten
		IgG-negatief: geen infectie, maar niet beschermd
> 9 dagen	IgG-positief	bepaal IgM
		IgM-positief: primaire infectie
		IgM-negatief: eerdere infectie, beschermd
	IgG-negatief	herhalen serologie na drie weken
		IgG-positief: primaire infectie
		IgG-negatief: geen infectie, maar niet beschermd

Therapie

Indien er in het begin van de zwangerschap (< 11 weken) sprake is van een bewezen maternale rubella-infectie en er tevens overtuigende aanwijzingen zijn dat er een foetale infectie is, kan men vroege zwangerschapsafbreking overwegen.

De postnatale behandeling van een rubella-infectie is puur symptomatisch.

Complicatie, prognose en beloop

De gegevens over de prognose van een congenitale rubella-infectie zijn schaars en voornamelijk afkomstig van rubella-epidemieën in de jaren veertig en zestig. Meer dan de helft van de patiënten heeft visus- en gehoorstoornissen. Vervolgonderzoek naar deze groepen laat zien dat eenderde een 'normaal' leven leidt en tweederde afhankelijk is van derden, hetzij de ouders (eenderde) hetzij een instelling (eenderde).

Cytomegalovirus (CMV)

Definitie en etiologie

Het cytomegalovirus behoort tot de familie van de herpesvirussen; de mens is de belangrijkste gastheer. In de ontwikkelde landen is 90-100 procent van de kinderen/volwassenen seropositief voor CMV. Horizontale transmissie vindt plaats via direct contact.

Bij congenitale CMV is de transmissie transplacentair, waarbij de kans op transmissie bij een primo-infectie tussen de 30-60 procent ligt. In tegenstelling tot de meeste andere congenitale infecties, bestaat er ook kans op foetale transmissie bij een recidiefinfectie, al liggen de percentages dan aanzienlijk lager.

Klinische presentatie

Ongeveer 10 procent van de kinderen geboren met een congenitale CMV-infectie heeft symptomen. Deze symptomen zijn onder andere petechieën, icterus, hepatosplenomegalie, microcefalie, groeivertraging, chorioretinitis en convulsies. Late symptomen zijn mentale retardatie en gehoorverlies.

Ongeveer 90% van de geïnfecteerde kinderen heeft geen symptomen. Toch hebben deze kinderen wel een verhoogd risico op latere afwijkingen zoals gehoorverlies, neurologische afwijkingen en chorioretinitis.

Differentiaaldiagnose

Ook bij congenitale CMV is de differentiaaldiagnose erg groot gezien de diversiteit van de symptomen. In ieder geval dient men andere *TORCH*-infecties uit te sluiten. Voor de differentiaaldiagnose van de overige symptomen verwijzen we naar de andere hoofdstukken in dit boek.

Aanvullend onderzoek

De gouden standaard voor het aantonen van een congenitale CMV-infectie is een positieve kweek van urine of speeksel binnen twee weken na de geboorte. Serologie heeft als nadeel dat IgG-antistoffen transplacentair worden overgedragen en dat de op dit moment beschikbare tests voor IgM-antistoffen een lage specificiteit en sensiti-

viteit hebben. PCR lijkt een zinvolle aanvulling op de diagnostiek.
Aanvullend onderzoek naar orgaanschade zal voornamelijk bestaan uit bloedonderzoek (verhoogde levertransaminasen, trombopenie, geconjugeerde hyperbilirubinemie), oogheelkundige evaluatie en echografie van de hersenen (calcificaties) (figuur 29-2).

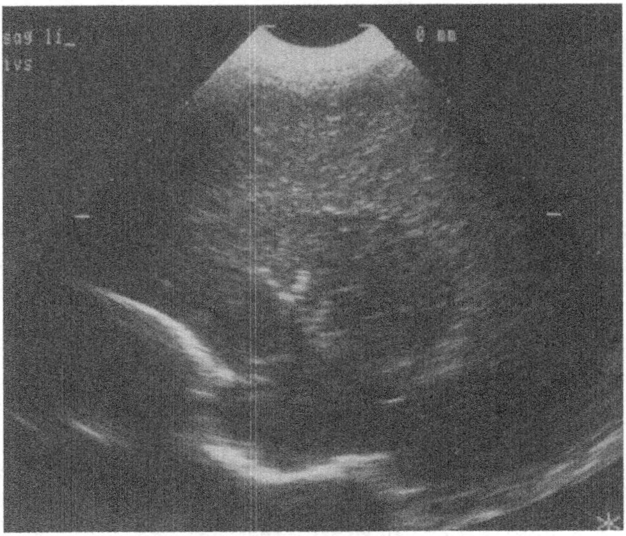

FIGUUR 29-2 *Echografische (sagittale) doorsnede van de hersenen met calcificaties op basis van een CMV-infectie.*

Therapie

Op dit moment wordt behandeling aanbevolen met ganciclovir wanneer er sprake is van een congenitale CMV-infectie waarbij ook het centraal zenuwstelsel betrokken is. Daarnaast kan behandeling overwogen worden bij die kinderen die kort na de geboorte al tekenen vertonen van gehoorverlies.

Complicatie, prognose en beloop

De mortaliteit van een symptomatische congenitale CMV-infectie wordt geschat op 5 procent. Binnen de groep met CMV-infectie bestaat wel de grootste kans op langetermijnmorbiditeit. Ongeveer de helft van de kinderen die symptomatisch zijn, ontwikkelt gehoorverlies en mentale retardatie (IQ < 70). Bij de groep die asymptomatisch is bij de geboorte ontwikkelt 10 procent gehoorverlies en 5 procent neuromusculaire afwijkingen.

Herpes-simplexvirus (HSV)

Definitie en etiologie

Overdracht van HSV vindt plaats door direct contact ('kiss of death'). De twee belangrijkste types zijn HSV type 1 en type 2, waarbij type 2 de belangrijkste pathogeen is voor genitale infecties.

Verticale transmissie vindt plaats via de placenta of intrapartum via een geïnfecteerd baringskanaal. De transplacentaire congenitale HSV-infectie is vrij zeldzaam (5%). Het overgrote deel van de neonaten wordt intrapartum geïnfecteerd en het is dan ook niet verwonderlijk dat 70 procent van de neonatale infecties wordt veroorzaakt door HSV type 2. De incidentie van neonatale HSV-infectie is 1 per 15.000-60.000 geboortes.

Het risico op een neonatale HSV-infectie is het grootst als er sprake is van een primo-infectie bij de moeder (33%, versus 3% bij een recidief). Het is belangrijk om te vermelden dat de meeste HSV-infecties bij de moeder asymptomatisch verlopen, hetgeen een klinisch onderscheid tussen een primo-infectie en een recidief lastig maakt.

Hoewel geen klassieke congenitale infectie, behandelen we in dit hoofdstuk ook de intrapartuminfectie, omdat deze de grootste groep vertegenwoordigt binnen de HSV-infecties.

Klinische presentatie

Binnen het klinische beeld van een neonatale HSV-infectie bestaan drie categorieën: (1) lokale infectie van huid, ogen of mond; (2) infectie van het centraal zenuwstelsel (CZS); en (3) gedissemineerde infectie. Combinaties van deze categorieën zijn ook mogelijk.

Wanneer er sprake is van een congenitale (intra-uteriene)

HSV-infectie presenteren de kinderen zich in 90 procent van de gevallen met huidafwijkingen bij de geboorte. Deze bestaan uit papuleuze, vesiculeuze laesies, soms met bullae en littekenvorming. In meer dan de helft van de kinderen is er ook multi-orgaanaantasting, zoals van het centraal zenuwstelsel (encefalitis, microcefalie, calcificaties), oogafwijkingen (chorioretinitis, microftalmie), pneumonitis, hepatitis en organomegalie.
Bij de intrapartuminfectie ontstaan de klinische verschijnselen pas na de geboorte, waarvan het grootste deel in de eerst levensweek (66%) met een uitloop tot vier weken. Bij eenderde van de kinderen is het eerste symptoom een lokale infectie, die in 60-70 procent van de gevallen progressief verloopt naar een van de andere categorieën (CZS, gedissemineerd). De huidafwijkingen bestaan uit papuleuze, pustuleuze en/of vesiculeuze laesies. CZS-symptomen (encefalitis) zijn convulsies, lethargie, prikkelbaarheid, hypotonie en voedingsproblemen. Bij de gedissemineerde vorm zijn de kinderen algeheel ziek, met alle verschijnselen van een neonatale sepsis. Tevens kan er sprake zijn van een pneumonitis.

Differentiaaldiagnose

Ook hier dienen andere TORCH-infecties overwogen te worden. Voor de differentiaaldiagnose van de overige symptomen wordt verwezen naar de andere hoofdstukken in dit boek.

Aanvullend onderzoek

De gouden standaard voor het aantonen van een HSV-infectie is een positieve kweek van een huidlaesie en liquor, hoewel andere locaties ook gebruikt kunnen worden. De meeste kweken worden binnen 2 à 3 dagen positief. Bij een negatieve kweek kan PCR een uitkomst bieden, gezien de hoge sensitiviteit. Wel dient men zich te realiseren dat een PCR alleen de aanwezigheid van het HSV aantoont, maar niet of er sprake is van een levend, actief, infectieus virus. Sneltests zoals de Tzanck-test zijn minder betrouwbaar, met een lage sensitiviteit (50%) en een rela-

tief groot aantal vals-positieve uitslagen. Serologisch onderzoek, vooral het aantonen van IgM-antistoffen, is onbetrouwbaar door de lage sensitiviteit en negatief voorspellende waarde van de beschikbare tests en de relatief lange tijdsduur tot het ontstaan van IgM-antistoffen (10 dagen).
Aanvullend onderzoek naar orgaanschade zal voornamelijk bestaan uit bloedonderzoek (transaminasen, trombocyten, stolling, infectiescreening), liquoronderzoek (cellen, eiwit), elektrofysiologisch onderzoek (EEG) en beeldvorming (echografie, CT-scan).

Therapie

Er bestaat nog veel onduidelijkheid en weinig consensus over de verschillende scenario's van behandeling wanneer er rond de geboorte (onduidelijke) risico's zijn op een neonatale HSV-infectie. Is er sprake van een actieve, manifeste vaginale laesie bij de moeder op het moment van de partus, dan dient men een sectio caesarea sterk te overwegen, zeker als bij moeder ook sprake is van een primo-infectie. Hierna volgt observatie van het kind met afname van HSV-kweken. Bij positieve kweken of bij klinische verschijnselen dient gestart te worden met behandeling in de vorm van aciclovir na afname van kweken (inclusief liquor). Was vaginale partus onvermijdelijk, of wordt de laesie bij moeder pas op het moment van de partus gezien, dan zal men bij een primo-infectie (of indien dit onduidelijk is) na afname van kweken starten met aciclovir. Bij een recidiefinfectie kan men hiermee wachten tot de kweken bekend worden, of klinische verschijnselen ontstaan. Verdere behandeling is symptomatisch en kan soms zeer complex zijn bij de gedissemineerde vorm van HSV-infecties.

Complicatie, prognose en beloop

De mortaliteit van een symptomatische HSV-infectie is afhankelijk van de categorie. Bij uitsluitend lokale verschijnselen is de mortaliteit 0 procent, bij CZS-infecties 15 procent en bij gedissemineerde infecties 57 procent.

Risicofactoren voor overlijden zijn coma, diffuse intravasale stolling, prematuriteit en pneumonitis. De morbiditeit (neurologisch, visueel en auditief) is het grootste bij de CZS-categorie, met matige tot ernstige afwijkingen bij bijna de helft van de kinderen. Dat percentage is aanzienlijk lager in de gedissemineerde groep, waarschijnlijk omdat de ziekste kinderen in deze groep overlijden. De aanwezigheid van convulsies is prognostisch ongunstig.

Syfilis (lues)

Definitie en therapie

Syfilis wordt veroorzaakt door *Treponema pallidum*, dat behoort tot de groep spirocheten. De mens is de belangrijkste gastheer en vector, en horizontale overdracht vindt meestal plaats via seksueel contact.
Verticale transmissie vindt voornamelijk transplacentair plaats en doet zich alleen voor als syfilis niet of onvoldoende behandeld is tijdens de zwangerschap. De kans op overdracht van *Treponema pallidum* van moeder naar foetus wordt groter naarmate de zwangerschapsduur toeneemt, met de grootste kans in het tweede en derde trimester. De kans op een congenitale lues is verder sterk afhankelijk van de ziekteduur van de (onbehandelde) moeder. Bij een ziekteduur korter dan vier jaar is de kans op een congenitale luesinfectie bij levend geboren kinderen 40 procent. Als de ziekteduur bij moeder langer is dan vier jaar zakt deze kans naar 2 procent.

Klinische presentatie

Behalve een verhoogde kans op congenitale lues bij het levend geboren kind, verhoogt een (onbehandelde) maternale lues ook de kans op intra-uteriene vruchtdood (25% bij ziekte < 4 jaar). Bij de geïnfecteerde levend geboren kinderen zijn er direct na de geboorte meestal geen klinische symptomen. Echter indien onbehandeld, ontwikkelen de meeste kinderen symptomen in de maanden tot jaren daarna. We onderscheiden twee stadia: vroege congenitale lues en late congenitale lues. Bij de vroege vorm ontstaan de volgende symptomen binnen twee jaar na de geboorte: hydrops foetalis, groeivertraging, icterus, hepatitis, anemie, trombopenie, huidafwijkingen, botafwijkingen, oogafwijkingen (cataract, chorioretinitis), CZS-afwijkingen (convulsies, meningitis), pneumonie en myocarditis. De late vorm (> 2 jaar) heeft als belangrijke symptomen tandafwijkingen, oogafwijkingen, doofheid, mentale retardatie, convulsies, hydrocefalus en botafwijkingen.

Differentiaal-diagnose

Andere TORCH-infecties moeten worden uitgesloten. Voor de differentiaaldiagnose van de overige symptomen verwijzen we de lezer naar de andere hoofdstukken in dit boek.

Aanvullend onderzoek

In principe wordt bij iedere zwangere vrouw in het eerste trimester serologie voor syfilis bepaald. Als deze verdacht of afwijkend is, moet de vrouw verwezen worden voor verdere diagnostiek en behandeling.
Onderzoek bij het kind zal bestaan uit serologie, waarbij zowel non-treponemale (o.a. VDRL = *venereal disease research laboratory*) als treponemale (TPHA = *Treponema pallidum*-hemagglutinatie, 19S-IgM-FTA-abs = *fluorescent treponemal antibody absorption*) tests gebruikt worden. Helaas worden deze tests geplaagd door kruisreacties met als gevolg vals-positieve uitslagen en worden de IgG-antistoffen transplacentair overgedragen aan het kind.
De gouden standaard is het aantonen van de verwekker door middel van *dark-field*-microscopie of pathologisch onderzoek van monsters specifiek afgenomen uit lueslaesies of vruchtwater. Helaas is dit in de praktijk maar zelden mogelijk en blijft men aangewezen op serologie. PCR lijkt een zinvolle aanvulling, maar de toekomstige plaats van deze techniek in de diagnostiek moet nog bepaald worden.
Behalve serologie, zal men ook onderzoek moeten doen

naar eventuele klinische verschijnselen van een congenitale lues. Bloed- en liquoronderzoek, oogheelkundig onderzoek en beeldvorming spelen hierbij een belangrijke rol.

Therapie

Het advies is om alle kinderen met een positieve serologie te behandelen indien er sprake is van: (1) kliniek sterk verdacht voor congenitale lues; (2) onbehandelde moeder; (3) behandeling moeder inadequaat; (4) moeder behandeld met antibiotica anders dan penicilline; (5) moeder behandeld binnen vier weken na de geboorte; (6) moeder behandeld, maar de VDRL is niet met een factor 4 gedaald; (7) moeder behandeld, maar er is een reïnfectie aangetoond met een viervoudige stijging van de VDRL.
Bij de behandeling van het kind is het middel van eerste keus penicilline gedurende 10 dagen intraveneus. Alle kinderen met een positieve serologie dienen vervolgd te worden in de tijd, zelfs als moeder adequaat is behandeld en het kind geen klinische verschijnselen heeft. De VDRL-titer moet een dalende trend laten zien en uiteindelijk na 6-18 maanden negatief worden.
Vanzelfsprekend worden eventuele klinische verschijnselen symptomatisch behandeld.

Complicatie, prognose en beloop

Bij een onbehandelde lues in de zwangerschap is de kans op intra-uteriene vruchtdood hoog. Daarnaast overlijdt 15 procent van de kinderen in de neonatale periode. Behandeling zal reeds aangerichte schade niet herstellen, maar wel nieuwe schade voorkomen. Uit dat oogpunt is vroegtijdige behandeling essentieel. In de literatuur bestaat weinig informatie over de langetermijnuitkomst bij kinderen met een behandelde congenitale lues.

Literatuur

Kohl S. Neonatal herpes simplex virus infection. Clin Perinatol 1997;24:129-50.
Montoya J, Liesenfeld. Toxoplasmosis. Lancet 2004;363:1965-76.

Nelson C, Demmler G. Cytomegalovirus infection in the pregnant mother, fetus and newborn infant. Clin Perinatol 1997;24:151-60.
Sanchez P, Wendel G. Syphilis in pregnancy. Clin Perinatol 1997;24:71-90.
Webster W. Teratogen update: Congenital rubella. Teratology 1998;58:13-23.

DEEL VI HUIDPROBLEMEN BIJ DE PASGEBORENE

30 Neonatale huidlaesies

De normale transitie van het intra-uteriene (water) naar het extra-uteriene milieu (lucht) gaat meestal gepaard met allerlei transiënte fysiologische veranderingen van de huid. Ook kunnen pathologische huidlaesies ontstaan in de eerste dagen/weken na de geboorte.
In dit hoofdstuk zullen we de meest voorkomende huidafwijkingen bespreken voor zover deze betrekking hebben op de vroeg-neonatale periode.

Transiënte goedaardige huidlaesies

Vervellen. Bij de meeste pasgeborenen treedt na de geboorte een proces van vervelling op. Dit kan soms subtiel verlopen. Bij premature pasgeborenen vindt het vervellingsproces vaak 2-3 weken na de geboorte plaats, bij de à terme pasgeborenen al na enkele dagen. Bij kinderen die serotien zijn, is er vaak sprake van scheuren van de huid en is de loskomende huid vaak dikker.

Milia. Dit zijn witte, zachte papuleuze huidlaesies, 1-2 mm in grootte, meestal gelokaliseerd op het voorhoofd, de wangen en de neus. Ze bestaan uit kleine subepidermale keratinecystes. Wanneer ze gelokaliseerd zijn op de orale mucosa worden ze ook wel Epstein-parels genoemd. Milia zijn meestal zichtbaar gedurende de eerste weken na de bevalling en verdwijnen spontaan.

Miliaria. Deze huidlaesies worden veroorzaakt door een occlusie van de (eccriene) zweetkliertjes. Ze treden vooral op in de eerste dagen na de geboorte en een warme omgeving of koorts zijn luxerende factoren. Het klinische beeld is afhankelijk van de diepte van de occlusie. Treedt deze op in de bovenste lagen van de epidermis, dan ontstaat

het beeld van een vesiculaire huidlaesie gevuld met helder vocht (miliaria cristallina). Deze blaasjes lijken op waterdruppels en zijn zo kwetsbaar dat wrijven over de huid ze doet verdwijnen. Wanneer de occlusie dieper zit, ontstaan erythemateuze, papuleuze of papulopustuleuze laesies, 1-3 mm in grootte, meestal gelokaliseerd op het voorhoofd en de borst en in huidplooien (miliaria rubra).
Miliaria verdwijnen spontaan en behoeven geen speciale behandeling. Voorkómen van oververhitting kan het herstel versnellen. Indien er gezien het vesiculaire karakter kans op verwarring met andere infectieuze huidziekten bestaat, dient men een uitstrijkje te maken van de inhoud van een blaasje. Als er inderdaad sprake is van miliaria, zullen er geen cellulaire bestanddelen worden aangetroffen.

Erythema toxicum neonatorum. Deze huidlaesies komen bij bijna 50 procent van de (à terme) pasgeborenen voor. Ze bestaan uit 1-3 cm grote erythemateuze maculae, met soms centraal een 2-4 mm grote vesikel of pustel. De afwijkingen zijn zelden aanwezig bij de geboorte maar ontstaan in de eerste twee dagen, met als voorkeurslokalisatie het gezicht. Van daaruit spreiden de laesies zich uit over de romp en de extremiteiten. De laesies komen en gaan gedurende een week, waarna ze langzaam uitdoven. De etiologie is onduidelijk. Twijfelt men aan de diagnose, dan kan een grampreparaat waarbij voornamelijk eosinofielen worden gevonden uitsluitsel geven.

*Transiënte neonatale pustulaire melanosis (*TNPM). Deze afwijking wordt vaak verward met erythema toxicum. TNPM komt voornamelijk voor op het voorhoofd en de rug en bestaat uit drie fasen. De eerste fase bestaat uit oppervlakkige vesiculopustuleuze laesies, 2-10 mm in grootte (figuur 30-1). De laesies bestaan al bij de geboorte of ontstaan in de eerste dagen daarna. De inhoud van de pustels is steriel en bevat voornamelijk neutrofiele granulocyten. Deze afwijkingen verdwijnen in de eerste levensweek en luiden het tweede stadium van de laesies in, bestaande uit schilfering of vervelling van de huid rondom de pustels. In het laatste stadium ontstaan maculaire laesies met hyperpigmentatie, die langzaam vervagen in de eerste weken tot maanden na de geboorte.

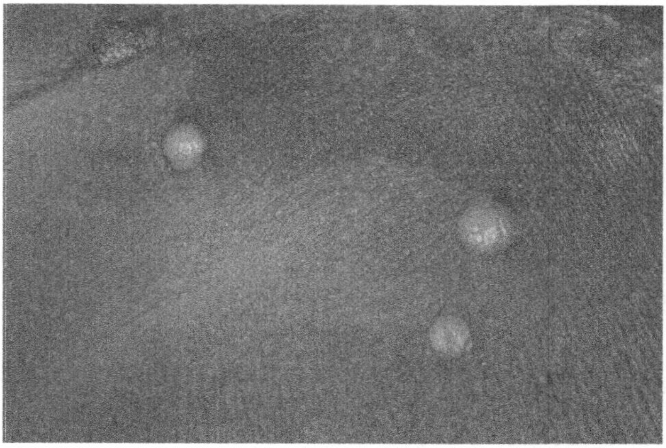

FIGUUR 30-1 *Vesiculopustuleuze huidlaesie op basis van een transiente neonatale pustulaire melanosis (TNPM).*

Infectieuze vesiculopustuleuze huidlaesies

Kennis van de transiënte benigne oorzaken van vesiculopustuleuze laesies is van belang voor een adequate herkenning van de infectieuze oorzaken. Enkele worden hier besproken.

Neonatale herpes simplex (zie ook hoofdstuk 29). Binnen de groep van vesiculopustuleuze huidlaesies is dit een van de meest bedreigende oorzaken. Herpes neonatorum kan voorkomen als een gedissemineerde infectie, met aantasting van verschillende organen, en als lokale vorm waarbij de infectie zich beperkt tot de huid, mond, ogen en het centrale zenuwstelsel. Kinderen pikken het virus op in het

laatste deel van de zwangerschap (intra-uteriene infectie) of tijdens de baring. In mindere mate wordt de infectie postnataal overgedragen door direct contact met herpetiforme huidlaesies bij mensen in de directe omgeving. Is er sprake van overdracht *durante partu*, dan is de kans op een neonatale herpesinfectie het grootst als er sprake is van een primo-infectie bij de moeder. Het risico op een herpes neonatorum is bij een recidiefinfectie slechts 3 procent.
Symptomen ontstaan meestal tussen de vierde en twaalfde dag na de geboorte. Huidlaesies worden gezien bij 50 procent van de geïnfecteerde kinderen en bestaan uit vesikels op een erythemateuze bodem. In de tijd kunnen deze vesikels evolueren tot pustels, die aanleiding kunnen geven tot korstvorming en erosies.
Deze verschillende laesies komen tegelijkertijd voor en kunnen over het hele lichaam aanwezig zijn. De diagnostiek bestaat uit een kweek van het blaasjesvocht. Behandeling bestaat uit systemische aciclovir na afname van kweken.

Groep-B-streptokokkeninfectie. De bacteriële infectie komt regelmatig voor bij pasgeboren kinderen en geeft dan meestal aanleiding tot een pneumonie en/of een sepsis en/of een meningitis. De GBS-infectie kan ook huidlaesies veroorzaken, bestaande uit vesikels en bullae met daarbij erosies en korstvorming. Een grampreparaat laat grampositieve kokken in ketens zien. Behandeling bestaat uit systemische antibiotica na afname van (bloed, liquor) kweken.

Stafylokokkenpustulose. Bij stafylokokkenpustulose ontstaan er vesikels en pustels in het luiergebied en op de onderbuik, waarbij een grampreparaat grampositieve kokken in trossen laat zien. In de meeste gevallen zijn de kinderen asymptomatisch, tenzij er progressie is naar het zogenoemde *staphylococcal scalded-skin syndrome*

(SSSS), waarbij na een fase van bullaevorming de huid over een groot gebied begint los te laten (figuur 30-2). Ook voetzolen en handpalmen kunnen aangedaan zijn. Er is een verhoogd risico op cellulitis, osteomyelitis, pneumonie en sepsis. De kweek levert *Staphylococcus aureus* op. Afhankelijk van de ernst van de huislaesies vindt behandeling plaats met orale of systemische antibiotica.

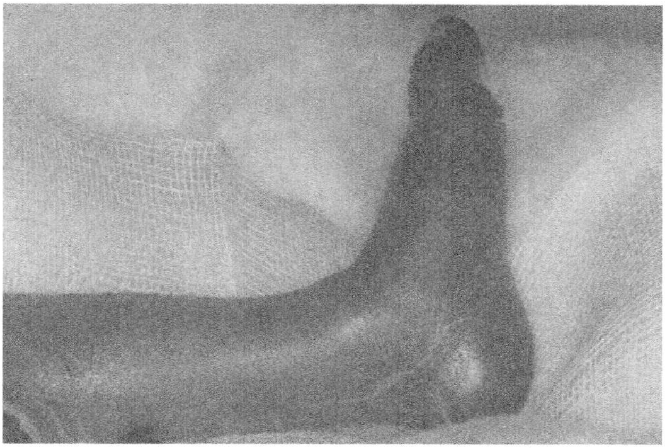

FIGUUR 30-2 *Huidlaesie op basis van het staphylococcal scalded-skin syndrome (SSSS).*

Candida-infectie. Huidinfecties met *Candida* komen meestal voor op warme en vochtige delen van de huid, zoals in de mond (tong, mucosa) en de luierstreek (luierdermatitis). Bij een luierdermatitis bestaan de laesies uit kleine rode papels gelegen aan de rand van grotere rode verheven plaques.

Indien er sprake is van een congenitale candida-infectie bestaan de huidlaesies uit rode papels, pustels met korstvorming en vervellingen (figuur 30-3).

De laesies kunnen overal voorkomen, inclusief handpalmen en voetzolen. Anders dan bij de postnatale vorm zijn de mond en luierstreek vaak vrij van laesies.

De diagnostiek bestaat uit een KOH-preparaat en een

kweek. De behandeling bestaat uit lokale antimycotica en zo nodig parenterale behandeling indien er (een verhoogd risico op) systemische uitbreiding is.

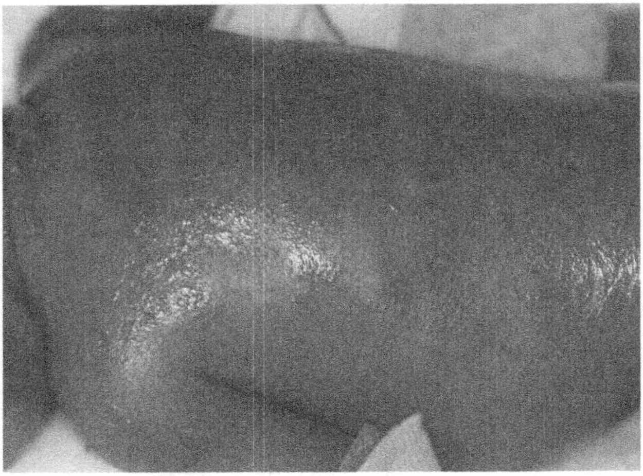

FIGUUR 30-3 *Huidlaesie op basis van een candida-infectie.*

Congenitale huidanomalieën

Hemangioom. Hemangiomen zijn de meest voorkomende wekedelentumoren, met een incidentie van 5-10 procent op eenjarige leeftijd. Wanneer er sprake is van een oppervlakkig hemangioom bestaat de laesie uit een rode, verheven, scherp begrensde tumor (figuur 30-4). De laesie is vaak niet aanwezig bij de geboorte (45%) maar ontstaat in de eerste levensmaand. Ze kunnen tot de negende levensmaand groeien, waarna ze over en periode van 3-10 jaar afnemen en verdwijnen.
Dieper gelegen hemangiomen zijn vaak wel aanwezig bij de geboorte en imponeren als blauw doorschemerende onderhuidse tumoren. Groei vindt plaats tot 12-14 maanden, waarna ook deze tumoren in de jaren daarna afnemen. Vaak is er een combinatie van oppervlakkige en diepe vormen.

Complicaties zijn ulceraties, bloedingen, functiebeperking indien gelokaliseerd rondom of in het oog, de gehoorgang en de trachea/bronchus. In dit laatste geval kan dat aanleiding geven tot een inspiratoire stridor en dreigende respiratoire insufficiëntie. Tevens kan een verbruikscoagulopathie (kasabach-merrittsyndroom) ontstaan. Zo nodig kan behandeling overwogen worden met corticosteroïden (lokaal en oraal), chirurgie en laser.

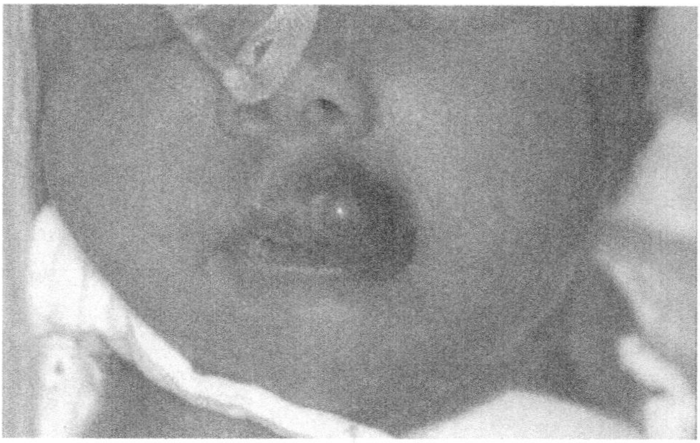

FIGUUR 30-4 *Congenitaal haemangioon gelokaliseerd op de bovenlip.*

Naevus teleangiectaticus. De afwijkingen bestaan uit bleekroze huidlaesies in het niveau van de huid ('salmon patch'), met daarin fijne teleangiëctasieën. De afwijkingen zijn vooral zichtbaar als het kind huilt. De voorkeurslokalisaties zijn de nek ('ooievaarsbeet'), het voorhoofd ('engeltjeskus') of op het sacrum ('vlinder'). De 'engeltjeskus' verdwijnt meestal spontaan binnen een jaar. De 'ooievaarsbeet' is vaak hardnekkiger en blijft (meestal bedekt met haar) bestaan bij 25 procent van de bevolking.

Naevus flammeus. Deze laesie, ook wel 'wijnvlek' genoemd, is een congenitale vasculaire malformatie uitgaande van de capillairen. De afwijking is bij de geboorte

aanwezig en groeit mee met het kind. Er is geen sprake van spontane regressie. De laesie ligt in het niveau van de huid, is roodpaars van kleur en scherp begrensd (figuur 30-5). Ze variëren in grootte van enkele centimeters tot grote oppervlakten zoals een extremiteit.
Differentiaaldiagnostisch dient men enkele syndromen te overwegen die gepaard gaan met een naevus flammeus: sturge-weber-, klippel-trenaunay-, beckwith-wiedemann-, roberts- en cobbsyndroom.
Behandeling bestaat uit lasertherapie.

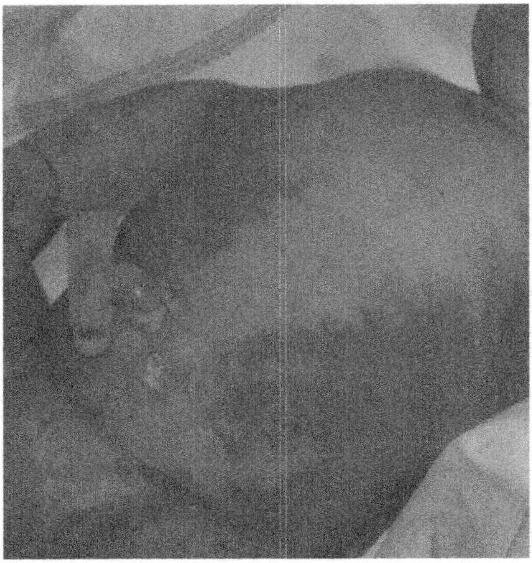

FIGUUR 30-5 *Naevus flammeus.*

Pigmentlaesies. De meest voorkomende pigmentlaesie is de 'mongolenvlek', voorkomend bij 5 procent van de blanke kinderen en maar liefst 70-90 procent van de negroïde en Aziatische kinderen. De lokalisatie is meestal het sacrale gebied en de afwijkingen is al aanwezig bij de geboorte. De laesies bestaan uit grijsblauwe maculae met soms een diameter van meer dan 10 cm. De laesie verdwijnt meestal in de eerste levensjaren.

Café-au-lait-vlekken. Dit zijn ovaalvormige maculae met een lichtbruine kleur, die bij 2 procent van de pasgeborenen en 25-40 procent van de kinderen voorkomen. Alleen indien de afwijkingen in grote aantallen (> 6) en oppervlakten (> 0,5 cm) voorkomen, dient men rekening te houden met geassocieerde afwijkingen zoals neurofibromatosis type 1 en mccune-albrightsyndroom.

Daarnaast zijn er tal van andere vormen van naevi die bij de geboorte aanwezig kunnen zijn (1 %) of zich ontwikkelen in de kinderleeftijd. Bij enkele is er een (geringe) kans op maligne ontaarding op de volwassen leeftijd. De indicatie tot behandeling (excisie) op de kinderleeftijd blijft in veel gevallen controversieel.

Literatuur

Conlon J, Drolet B. Skin lesions in the neonate. Pediatr Clin N Am 2004;51:863-88.

DEEL VII NEFRO- EN UROGENITALE PROBLEMEN BIJ DE PASGEBORENE

31 Oligurie

Definitie en etiologie

Oligurie betekent een urineproductie van minder dan 1 ml/kg/uur en is een teken van acuut nierfalen.

Aangeboren problemen

Als de nier niet of niet goed is aangelegd (nieragenesie of -dysgenesie), ontstaat het syndroom van Potter (oligohydramnion-sequentie). Het primaire probleem, al vroeg in de zwangerschap, is een te geringe vruchtwaterproductie. Secundair aan de oligohydramnion zijn de gelaats- en liggingsafwijkingen (stuit) en bijvoorbeeld longhypoplasie. Kenmerkend zijn platte neus, micrognatie, opvallende infra-orbitale huidplooien en afwijkende stand van de extremiteiten.

Ook andere structurele nierproblemen kunnen aan een nierfalen ten grondslag liggen (bijv. polycysteuze nieren); ook bilaterale ureterobstructie of urethrakleppen staan de normale urinelozing in de weg.

Prenataal gevonden afwijkingen aan nier- en urinewegen (routine echografie in het tweede trimester) kunnen aanleiding zijn tot interventie voor of na de geboorte, zoals antibioticaprofylaxe.

Verworven problemen

Een oligurie is het gevolg van ofwel een verminderde nierdoorbloeding, of een gestoorde nierfunctie, of een obstructie in het traject distaal van de nier (ureter, blaas, urethra). Intravasculaire ondervulling (bij dehydratie), cardiogene shock (zoals bij asfyxie) en acute verbloeding leiden allemaal tot een verminderde nierdoorbloeding. Schade aan nierweefsel is meestal het gevolg van hypoxie-ischemie, maar ook medicamenten (aminoglycosiden, indomethacine) of een trombose in nierarterie of -vene zijn mogelijke oorzaken. Oligurie bij het 'syndrome of inappropriate antidiuretic hormone secretion' (SIADH) is het gevolg van renale waterretentie door een te hoge concentratie van antidiuretisch hormoon (vasopressine; geproduceerd in de hypofyse). Belemmering van de normale urinestroom, zoals bij neurogeen of medicamenteus bepaalde (morfine, fenobarbital) blaasretentie, leidt tot verminderde urinelozing.

Klinische presentatie

(Familie)anamnese en lichamelijk onderzoek zijn onmisbaar om het probleem van de oligurie goed in kaart te kunnen brengen. Familiaire nieraandoeningen, problemen tijdens zwangerschap (weinig vruchtwater) en partus (asfyxie) en het postnatale beloop (medicatie) vormen aanknopingspunten om tot een juiste diagnose te komen. Gewicht, bloeddruk, pols, ademhaling en urineproductiemeting zijn onmisbare algemene bepalingen. Meer specifiek wijst bij klinisch onderzoek een *prune belly* of Potterface op een nieragenesie en een palpabele massa in de buik op een tumor of kèle. Een meningomyelocele past bij de neurogene blaas. Hoewel weinig specifiek, is de aanwezigheid van oedeem een belangrijke bevinding bij een zuigeling die niet plast, die wijst op verstoring van de vochthuishouding.

Aanvullend onderzoek

Blaaskatheterisatie om nauwkeurig de urineproductie te kunnen meten; indien er met katheterisatie urine komt, suggereert dit ofwel kleppen, of een neurogeen of medicamenteus bepaald probleem. In het serum bepaling van natrium, kalium, calcium, creatinine, ureum en osmol; algemeen urineonderzoek (sediment) en ook hier natrium-, kalium-, creatinine- en osmolbepaling. Bloedbeeld, inclusief trombocyten in verband met een niervenetrombose. Op indicatie radiologisch onderzoek (echo; buikoverzichtsfoto, renale scintigrafie).

Therapie

De onderliggende oorzaak bepaalt de behandelingsstrategie. Ondervulling moet worden bestreden door vulling;

echter inzicht in het mechanisme van de oligurie is essentieel, aangezien therapie die niet aansluit bij de onderliggende aandoening averechts kan uitpakken: vulling bij een intrinsiek nierfalen zal leiden tot intravasculaire overvulling. Naast een nauwkeurige registratie van de vochtbalans zal regelmatige controle van het interne milieu moeten plaatshebben.

Complicatie en prognose

Als complicatie kan nierfalen optreden, met verstoring van het interne milieu met elektrolytverstoringen, acidose, soms uitmondend in nierfunctievervangende therapie (dialyse) of eventueel transplantatie op latere leeftijd. De prognose wordt bepaald door de onderliggende oorzaak en is goed in geval van een voorbijgaande oligurie op basis van asfyxie en slecht in geval van een nieragenesie.

Meer informatie

www.erfelijkheid.nl

32 Onduidelijk geslacht

Definitie en etiologie

Zuigelingen wier uitwendige genitaliën niet duidelijk herkenbaar zijn als mannelijk of vrouwelijk, hebben een onduidelijk geslacht of ambigue genitaliën (zie figuur 32-1).

Verschillende hormonale stoornissen (bijv. 21- en 11-hydroxylasedeficiëntie) bij een genetisch meisje leiden tot een overmaat aan androgene hormonen met vorming van mannelijk externe genitaliën (vrouwelijk pseudo-hermafroditisme). Een genetische jongen (XY) die onvoldoende androgenen produceert of bij wie een ongevoeligheid ('testiculaire feminisatie') voor androgenen bestaat, zal de mannelijke geslachtelijke ontwikkeling incompleet zijn (mannelijk pseudo-hermafroditisme). Het voorkomen van zowel testis als ovarium (hermafroditisme) is zeldzaam maar kan wel leiden tot ambigue genitaliën.

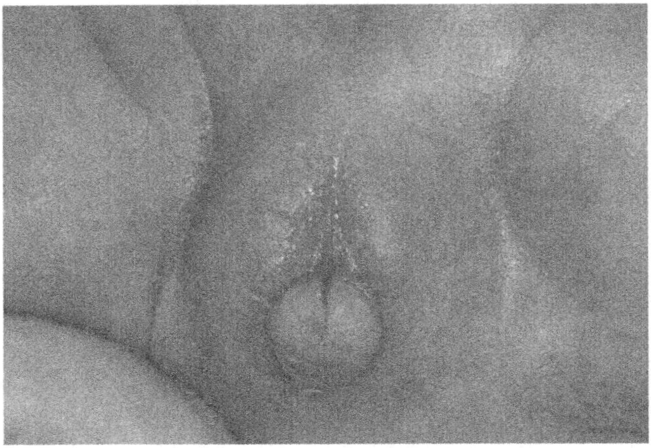

FIGUUR 32-1 *Onduidelijk geslacht.*

Beleid
Informatie aan ouders over de onzekerheid over het geslacht is het eerste begin van een intensieve begeleiding. Het is van groot belang om in deze fase geen geslachtskeuze te maken, hoe lastig ook. Deze kinderen worden kort na de geboorte verwezen naar een centrum met (kinderendocrinologische) expertise met betrekking tot onduidelijk geslacht.

Prognose

Hoewel een veelheid aan oorzaken aan een onduidelijk geslacht ten grondslag ligt, is de prognose overwegend goed. Veel van deze kinderen kunnen zelf nakomelingen krijgen.

Voor meer informatie over onduidelijk geslacht wordt verwezen naar het deel gewijd aan endocrinologie.

33 Polyurie

Definitie en etiologie

Polyurie betekent een toegenomen urineproductie. Bij kinderen wordt wel als grens 2 l/m^2 of 6 ml/kg/uur gehanteerd, deze is echter niet absoluut.
Een toegenomen urineproductie volgt op verhoogde inname van water of een toegenomen verlies van water via de nier. Inname via enterale of intraveneuze route bepaalt het aanbod. Een falend concentratievermogen van de nier, leidend tot een verhoogd waterverlies, komt door een in de nier gelegen probleem, zoals bij een nefrogene diabetes insipidus (de patiënt reageert niet op een normale hoeveelheid antidiuretisch hormoon (ADH)), of in de herstelfase na oligurie zoals bij tubulusnecrose na asfyxie (frequente oorzaak). Bij een centrale diabetes insipidus er is een ADH-tekort en derhalve een storing in het concentrerend vermogen van de nier (ADH sluit in de nier waterkanalen (aquaporines) en de nier houdt zodoende water vast). Bij beide lokalisaties van het probleem hoort een uitvoerige differentiaaldiagnose. Ook een osmotische diurese, waarbij de nier water nodig heeft om bepaalde bestanddelen (bijv. glucose) uit te kunnen scheiden, leidt tot polyurie.

Klinische presentatie

(Familie)anamnese, gegevens van zwangerschap en partus (asfyxie) en lichamelijk onderzoek zijn nodig om het probleem van de polyurie goed in kaart te kunnen brengen. Welke voeding en/of vocht heeft de zuigeling gekregen, en hoeveel? Is er sprake van medicatiegebruik door moeder en/of kind? Gewicht, bloeddruk, pols, ademhaling, hydratietoestand en urineproductiemeting zijn belangrijke parameters, naast een compleet lichamelijk onderzoek.

Aanvullend onderzoek

Serumbepaling van natrium, kalium, creatinine en osmol; algemeen urineonderzoek (sediment) en ook hier natrium-, kalium-, creatinine- en osmolbepaling. Specifiek onderzoek vindt op indicatie plaats (ADH-bepaling, radiologisch onderzoek (bijv. onderzoek van het brein).

Therapie

De onderliggende oorzaak bepaalt de behandelingsstrategie. Osmotische diurese tegengaan (voorkomen of behandelen van bijv. glucosurie). Extra vocht in geval van een nefrogene oorzaak, bij centrale diabetes is behandeling met ADH mogelijk.

Complicatie, prognose

Als complicaties worden gezien dehydratie en verstoring van het interne milieu (bijv. hypernatriëmie).
De prognose wordt bepaald door de onderliggende oorzaak en is doorgaans goed, zij het in voorkomende gevallen met levenslange ADH-behandeling.

DEEL VIII METABOLE EN ENDOCRIENE PROBLEMEN BIJ DE PASGEBORENE

34 Hyperammoniëmie

Definitie en etiologie

Hyperammoniëmie is een verhoging van de serumammoniakwaarde. Bij voldragen zuigelingen is deze waarde post partum 45 ± 9 µmol/L tot een maximum van 80 tot 90 µmol/L. Bij kinderen ouder dan een maand is de waarde 50 µmol/L (volwassenen rond de 30 µmol/L).
Een hoog ammoniakgehalte is het gevolg van een toegenomen aanbod. Primair verhoogd aanbod is het gevolg van een gestoorde omzetting van ammoniak naar ureum, zoals bij ureumcyclusdefecten. Bij andere stofwisselingsziekten kan het ammoniakaanbod verhoogd zijn secundair aan het primaire defect, zoals bij organoacidemieën. Leverfalen (uiteenlopende oorzaken) leidt tot een afgenomen afvoer.

Incidentie

De incidentie van ureumcyclusdefecten is ongeveer 1 op 8000.

Klinische presentatie en beloop

De meeste zuigelingen hebben de eerste dag na de geboorte geen klachten. Na het starten van voeding (eiwit) treden verschijnselen op: sufheid, slecht drinken, tachypnoe (centrale hyperventilatie) zonder andere tekenen van *distress*, spugen en coma. Incomplete defecten in de betrokken enzymsystemen geven veelal pas later weinig specifieke verschijnselen zoals spugen, convulsies en/of een ontwikkelingsachterstand.

Aanvullend onderzoek

Ammoniak, bloedgas, elektrolyten (*anion gap*), lactaat en glucose. In overleg met een deskundige op het terrein van metabole ziekten kan gerichte diagnostiek worden ingezet ter lokalisering van het enzymdefect (o.a. ureumcyclusdefecten, organoacidemieën).

Therapie

In de acute fase: bewaking van vitale parameters, zorg dragen voor een adequate vochthuishouding en diurese naast het staken van eiwitintake. Eliminatie van ammoniak door middel van hemodialyse, naast medicamenteuze behandeling (benzoaat, arginine). Vervolgbehandeling bestaat uit een eiwitbeperkt dieet en intensieve controle van groei en ontwikkeling.

Complicatie en prognose

Ammoniak is neurotoxisch: blootstelling hieraan veroorzaakt permanente hersenschade.
Morbiditeit en mortaliteit van hyperammoniëmie als gevolg van een ureumcyclusdefect zijn hoog. Zowel hoogte (> 300 μmol/L) als duur (> 24 uur) van de initiële hyperammoniëmie zijn van invloed op het ontstaan van blijvende ontwikkelingsschade.

Preventie

In een enkel geval is antenatale DNA-diagnostiek mogelijk bij patiënten wier genetische defect bekend is als ornithine-transcarbamylase deficiëntie (OTC).

35 Hypoglykemie

Definitie en etiologie

In de praktijk wordt een glucosewaarde lager dan 2,7 mmol/L bij de pasgeborene als hypoglykemie beschouwd.
Een hypoglykemie is het gevolg van een verminderd aanbod van glucose of een verhoogd verbruik. Onvoldoende glycogeenvoorraad, zoals bij vroeggeboorte en intra-uteriene groeivertraging, kunnen bij de geboorte tot een hypoglykemie leiden. Glycogeen-, aminozuur- en vetstofwisselingsziekten kunnen zich presenteren met een hypoglykemie als gevolg van een verminderd aanbod van glucose. Daarnaast kunnen verstoringen van hormonen die betrokken zijn bij de glucosehomeostase (o.a. groeihormoon, adrenaline, glucagon) tot een hypoglykemie leiden, net als maternale medicatie (propanolol).
Een verhoogd verbruik van glucose is meestal het gevolg van hyperinsulinisme, een gebruikelijk probleem bij zuigelingen van diabetische moeders. Andere oorzaken die een (voorbijgaande) hypoglykemie geven zijn het beckwith-wiedemannsyndroom, erytroblastose en perinatale asfyxie. Een insulinoom geeft een persisterende en veelal lastig te behandelen hypoglykemie. Een hypoglykemie kan ook het gevolg zijn van een verhoogde glucosebehoefte, zonder hyperinsulinisme (hartafwijkingen).

Incidentie

De incidentie van symptomatische hypoglykemie zou tussen de 1 en 3 per 1000 levendgeborenen liggen. De incidentie is echter sterk afhankelijk van de gehanteerde definitie.

Klinische presentatie en beloop

Het is van belang om risicofactoren te identificeren zoals een moeder met diabetes, medicatiegebruik van de moeder, perinatale asfyxie, vroeggeboorte of intra-uteriene groeivertraging.

Een hypoglykemie bij de pasgeborene kan asymptomatisch zijn. Als er verschijnselen zijn, zijn deze veelal niet specifiek: 'jitteriness', hypotonie, hypothermie,voedingsproblemen, irritabiliteit, sufheid, apneu en zelden convulsies.

Aanvullend onderzoek

(Seriële) serumglucosebepalingen; volbloedbepalingen vallen doorgaans 15 procent lager uit en een hoog hematocriet zal dit verschil verder vergroten. Indien sprake is van een persisterende hypoglykemie, kan nader onderzoek aangewezen zijn zoals insulinebepaling, groeihormoon, echografie van de pancreas en stofwisselingsonderzoek.

Therapie

In het ideale geval wordt een hypoglykemie voorkomen door anticipatie (zie risicofactoren). Voeding dient zo snel mogelijk na de geboorte gestart te worden. Zuigelingen met klinische verschijnselen krijgen intraveneus glucose (als onderhoudsinfuus), in acute situaties soms gecombineerd met een bolus glucose 10% (2 mL/kg).

Complicaties, prognose en beloop

Hypoglykemie kan leiden tot hersenschade. Er zijn echter geen gegevens beschikbaar over de duur en de serumglucoseconcentraties die tot schade zullen leiden.
In ongecompliceerde gevallen is de prognose goed. Overigens wordt de uitkomst meebepaald door het onderliggende probleem.

36 Hyperglykemie

Definitie en etiologie

Een glucosewaarde bij de pasgeborene van 7,0 mmol/L of hoger wordt beschouwd als hyperglykemie. Deze grens is net als bij de hypoglykemie niet absoluut; in de literatuur wordt een range van 6,9 tot 8,3 mmol/L aangegeven.
Een hyperglykemie is het gevolg van een verhoogd aanbod of een verminderd verbruik van glucose. Stress is bij de pasgeborene een van de redenen voor een verhoging van glucose (adrenaline). Deze stressreactie kan weer het gevolg zijn van bijvoorbeeld een infectie. Diverse aan moeder (m.n. diazoxide) of kind toegediende medicamenten, zoals steroïden of methylxanthines (cafeïne), kunnen een hyperglykemie veroorzaken. Ook een exogene bron van glucose (infuus) kan aan een hyperglykemie ten grondslag liggen. Naast een verhoogd aanbod leidt een verminderde opname in de cel ook tot hyperglykemie. De verminderde tolerantie is niet ongebruikelijk bij te vroeg geborenen. Neonatale diabetes mellitus is echter zeldzaam.

Klinische presentatie

De zwangerschaps- en partusanamnese leveren aanknopingspunten ten aanzien van complicaties en medicatie tijdens deze periode. Klinische verschijnselen zijn terug te voeren op de onderliggende oorzaak (bijv. sepsis) en niet zozeer op de hyperglykemie per se. Uitzondering is de polyurie die, als gevolg van een osmotische diurese, kan wijzen op een hyperglykemie.

Aanvullend onderzoek

Het laboratoriumonderzoek omvat bepaling van (seriële) serumglucose, Na, K en glucose in de urine. Op indicatie wordt onderzoek verricht naar een onderliggende oorzaak, in aanvulling op gegevens uit anamnese en lichamelijk onderzoek, bijvoorbeeld naar infectie (bloedbeeld, CRP). In geval van een persisterende hyperglykemie zal nader onderzoek soms nodig zijn (insulinebepaling).

Therapie

De onderliggende oorzaak bepaalt de behandeling. Indien gebruik wordt gemaakt van medicatie die leidt tot hyperglykemie moeten de voors en tegens van deze medicatie kritisch worden bezien. Een (te) hoge glucose-intake moet worden aangepast. Sommige zuigelingen zullen ter normalisering van het serumglucose en de glucosurie intraveneus insuline nodig hebben.

Complicatie, prognose

Hyperglykemie geeft door de hyperosmolaire toestand een osmotische diurese en dientengevolge mogelijk polyurie en dehydratie. Ook is de kans op hersenbloedingen bij te vroeg geboren zuigelingen toegenomen als gevolg van de hyperosmolariteit.
In ongecompliceerde gevallen is de prognose goed. Overigens wordt de uitkomst meebepaald door het onderliggende probleem.

Literatuur

Cowett RM, Farrag HM. Selected principles of perinatal-neonatal glucose metabolism. Semin Neonatol 2004;9: 37-47.

37 Metabole acidose

Definitie en etiologie

Een metabole acidose ontstaat als een overschot aan zuur of een tekort aan base de eigen buffercapaciteit te boven gaat (pH < 7,35).
De belangrijkste buffers in het lichaam zijn bicarbonaat (HCO_3^-), fosfaat en eiwitten (hemoglobine, albumine). Een overschot aan zuur kan van endogene of exogene herkomst zijn. Exogene zuren zijn bijvoorbeeld salicylzuur en aminozuren (zoals bij parenterale voeding). Is de bron endogeen, dan gaat het meestal om melkzuur (lactaat) of ketonen (ketoacidose), maar ook andere zuren kunnen een rol spelen zoals in het geval van aangeboren stoornissen in het metabolisme van aminozuren of organische zuren. Lactaatvorming is meestal het gevolg van anaërobe verbranding, die optreedt als er voor het celmetabolisme onvoldoende zuurstof beschikbaar is (bijv. anemie, ischemie).
Een base-tekort ontstaat door een afgenomen productie van base of een toegenomen verlies. Bij renale tubulaire acidose type 1 vormt de nier onvoldoende bicarbonaat; bij type 2 is er juist een verlies van bicarbonaat. Bij de preterm geboren zuigeling staat renaal bicarbonaatverlies op de voorgrond, terwijl een ouder kind bicarbonaat verliest door diarree.

Incidentie

De incidentie is afhankelijk van de onderliggende oorzaak.

Klinische presentatie

De onderliggende aandoening bepaalt hoe een kind met een metabole acidose zich presenteert. Anamnese levert informatie over geneesmiddelengebruik/intoxicatie, diarree, aandoeningen in de familie. Ook klinische verschijnselen hangen samen met de onderliggende aandoening. Een tachypnoe (Kussmaul-ademhaling zonder tekenen van respiratoire *distress*) wijst op een respiratoire compensatie van de acidose. Spugen, voedingsproblemen, *failure to thrive*, sufheid, prikkelbaarheid of convulsies kunnen passen bij een acidose. Deze symptomen zijn doorgaans het gevolg van de ziekte die aan de acidose ten grondslag ligt en niet zozeer het directe gevolg van de acidose zelf.

Aanvullend onderzoek

Het laboratoriumonderzoek omvat bepaling van glucose, bloedgas (pH, pCO_2, PO_2, bicarbonaat, base-overschot), Na, K, Cl, ureum, creatinine; anion-gapberekening (Na)-(Cl+bicarbonaat) < 16; lactaat, urine pH, Na, K, ketonen. Op indicatie: verder onderzoek (salicylaatspiegels, organische zuren, aminozuren).

Therapie

De meest effectieve therapie is de behandeling van de onderliggende oorzaak. In geval van een gestoorde perfusie, zoals bij shock of diabetische ketoacidose, betekent dit herstel van de weefselperfusie. In sommige gevallen is symptomatische behandeling ter correctie van de acidose aangewezen, door het toedienen van een buffer ($NaHCO_3$).

Complicatie en prognose

Complicaties hangen samen met de onderliggende oorzaak, bijvoorbeeld een septische shock die leidt tot multiorgaanfalen.
De prognose wordt bepaald door de ziekte die aan de acidose ten grondslag ligt.

38 Icterus

Definitie en etiologie

Icterus (fysiologisch of pathologisch) bij de pasgeborene is het gevolg van een verhoging van het bilirubinegehalte. Fysiologische hyperbilirubinemie ontstaat vanaf de tweede levensdag; icterus die binnen 24 uur na de geboorte optreedt en/of langer duurt dan twee weken is pathologisch. Een aantal mogelijke oorzaken van niet fysiologische hyperbilirubinemie is weergegeven in tabel 38-1.

Incidentie

Ongeveer de helft van de voldragen zuigelingen wordt geel; bij te vroeg geborenen ligt dit percentage nog hoger.

Klinische presentatie

De gele kleur van de huid (en sclerae) is de typische presentatie van hyperbilirubinemie. Niet-specifieke verschijnselen zijn onder andere slaperigheid, sufheid en minder goed drinken. Icterus die ontstaat binnen 24 uur na de geboorte is pathologisch en maakt verder onderzoek nodig. Naast het moment van ontstaan is een aantal anamnestische gegevens nodig om te kunnen differentiëren tussen een fysiologische en een pathologische icterus: het verloop van de zwangerschap, bloedgroep van de ouders, medicatiegebruik, consanguïniteit, familiaire bloedziekten, bevalling, geboortegewicht, borst- of flesvoeding en het gedrag van het kind in de eerste levensdagen. Donkere urine, ontkleurde ontlasting en icterus prolongatus wijzen op geconjugeerde hyperbilirubinemie (cholestase).
Een volledig lichamelijk onderzoek is essentieel. Enkele specifieke aandachtspunten zijn kleur (rood: bij polycytemie; bleek in geval van anemie, geel: bij hyperbilirubinemie) van huid en sclerae, lever- en miltgrootte, hydratietoestand, neurologisch onderzoek.

Differentiaal-diagnose Een fysiologische icterus is het gevolg van een afgenomen afvoer van bilirubine, onder andere door (tijdelijk) tekort aan glucuronyltransferase en een versterkte enterohepatische kringloop. Oorzaken van niet-fysiologische (pathologische) hyperbilirubinemie zijn in de tabel weergegeven.

TABEL 38-1 *Niet-fysiologische hyperbilirubinemie*

ongeconjugeerde hyperbilirubinemie (indirecte hyperbilirubinemie)		
verhoogd aanbod van bilirubine		
hemolytische oorzaken (met reticulocytose)	Coombs positief	bloedgroepantagonisme resus/ABO/Kell/ Duffy)
	Coombs negatief	erytrocytafwijkingen membraan (sferocytose) enzymdefecten (G6PD-deficiëntie) hemoglobinopathieën
niet-hemolytische oorzaken (zonder reticulocytose)	bloedingen/ (cefaal)hematomen polycytemie	
verminderde conjugering		
	crigler-najjarsyndroom (type 1, type 2), gilbertsyndroom hypothyreoïdie vroeggeboorte borstvoedinggeassocieerde hyperbilirubinemie	
geconjugeerde hyperbilirubinemie (directe hyperbilirubinemie)		
verminderde uitscheiding		
	infecties (ante- en postnataal) zoals sepsis, toxoplasmose, herpes-simplexvirus, rubella, lues galwegobstructie t.g.v. atresie, cyste, tumor, amnion bands diverse syndromen, Dubin-Johnson, Rotor, Turner, trisomie 18/21 stofwisselingsziekten, o.a galactosemie, glycogeenstapelingsziekten, tyrosynemie, cystische fibrose geneesmiddelgerelateerd	

Aanvullend onderzoek

Het laboratoriumonderzoek omvat hemoglobine, hematocriet, totaal en direct bilirubine, albumine, reticulocyten, bloedgroep en resusfactor, Coombs-test, irreguIaire antistoffen.
De noodzaak voor verder aanvullend onderzoek gericht op de onderliggende oorzaak wordt mede bepaald door bevindingen bij anamnese, lichamelijk onderzoek en oriënterend aanvullend onderzoek (bijv. congenitale infecties, galgangatresie of stofwisselingsprobleem, hypothyreoïdie).

Therapie

De behandeling van ongeconjugeerde hyperbilirubinemie bestaat uit ondersteuning, voldoende voeding en vocht. Afhankelijk van de oorzaak van de hyperbilirubinemie, de bilirubinewaarde, zwangerschapsduur en gewicht wordt fototherapie toegepast; indien dit onvoldoende effect heeft, of bij een ernstige hyperbilirubinemie, kan een wisseltransfusie geïndiceerd zijn. De grenzen voor behandeling zijn in onderstaande tabel weergegeven.

TABEL 38-2 *Ongeconjugeerde hyperbilirubinemie in ìmol/l (NTvG 1995; 141:140-3)*

*leeftijd (u)**	*fototherapie*	*wisseltransfusie*	*wisseltransfusie bij mislukken fototherapie#*
24-48	≥260	≥340	≥430
49-72	≥310	≥430	≥510
> 72	≥340	≥430	≥510

* *icterus optredend binnen 24 uur postpartum duidt op een pathologische aandoening en vereist verder onderzoek.*
\# *fototherapie mislukt indien er binnen 4-6 uur geen daling van de serumbilirubineconcentratie bereikt wordt van 17-34 µmol/l.*

Complicatie, prognose

De belangrijkste complicatie van icterus neonatorum is kernicterus met blijvende neurologische schade, onder andere spasticiteit, athetose, oligofrenie en doofheid. Daarnaast gaat soms ook de behandeling van hyper-

bilirubinemie gepaard met complicaties, met name de wisseltransfusie. Mogelijke complicaties van de wisseltransfusie, een invasieve ingreep, zijn hetzij gerelateerd aan de navelvenekatheter, hetzij aan de procedure (trombopenie, elektrolytstoornissen).
De prognose van een ongecompliceerde hyperbilirubinemie is goed, mits adequaat behandeld. Onbehandelde hyperbilirubinemie kan leiden tot een kernicterus. De oorzaak van de hyperbilirubinemie bepaalt vanzelfsprekend in belangrijke mate de prognose.

Preventie

Een adequate voedselinname draagt bij aan de preventie van hyperbilirubinemie. Vandaar het advies om zuigelingen in de eerste levensdagen frequent (8-12 maal) te voeden (borstvoeding en geen (suiker)water) conform de Amerikaanse richtlijn (zie literatuur). Heldere afspraken en korte lijnen tussen kraamzorg, eerste lijn en tweede lijn ten aanzien van het beleid bij een gele zuigeling zijn essentieel voor tijdige onderkenning en behandeling van een potentieel ernstig probleem.

Literatuur

American Academy of Pediatrics Subcommittee on Hyper bilirubinemia. Management of hyperbilirubinemia in the newborn infant 35 or more weeks of gestation. Pediatrics 2004;114:297-316.

Fetter WPF, et al. Hyperbilirubinemie bij gezonde voldragen pasgeborenen: richtlijnen voor diagnostiek en behandeling. Ned Tijdschr Geneeskd 1997;141:140-3.

39 Congenitale hypothyreoïdie

Definitie en etiologie

Congenitale hypothyreoïdie is een tekort aan schildklierhormoon of een defect in de receptor ervan.
In 90 procent van de gevallen is er sprake van een dysgenese van de schildklier, waarbij in ongeveer eenderde geen schildklierweefsel kan worden aangetoond (aplasie). Bij de meeste andere kinderen kan op ectopische plaatsen (bijv. onder de tong) wel schildklierweefsel worden gevonden.
Een minder waarschijnlijke oorzaak zijn maternale antistoffen (*TSH-binding inhibitory antibody* (TBIAb)) die de binding van TSH blokkeren. Hieraan moet worden gedacht bij maternale auto-immuungemedieerde schildklierproblemen zoals de ziekte van Graves, Hashimoto of andere schildklierziekten die bij de moeder schildklierhormoontherapie nodig maken. De halfwaardetijd van deze antistoffen bedraagt ongeveer 7-8 dagen, zodat er na twee maanden geen sprake meer is van hypothyreoïdie bij het kind.
TSH-deficiëntie kan ook voorkomen bij hypothalamus-hypofyseproblematiek. Dit is echter erg zeldzaam, net als synthesedefecten van thyroxine (1:40.000).

Incidentie

De incidentie van congenitale hypothyreoïdie ligt rond de 1 op 4000 in de wereld maar is veel lager in Japan en onder de negroïde bevolking van de Verenigde Staten (1 op 32.000). In Nederland is de incidentie 1 op 3200. Meisjes zijn tweemaal zo vaak aangedaan in vergelijking met jongens. Sporadisch zijn familiaire gevallen vermeld in de literatuur.

Klinische presentatie

De meeste pasgeborenen zijn asymptomatisch bij de geboorte, zelfs kinderen die in het geheel geen schildklierweefsel bezitten. Dit komt door het maternale T_4 dat over

de placenta wordt getransporteerd. Hierdoor worden aanvankelijk waarden bereikt die 25-50 procent van normaal zijn.
Wanneer ectopisch schildklierweefsel aanwezig is kan dat nog jaren functioneren, maar dat hoeft niet. Tegenwoordig wordt congenitale hypothyreoïdie vrijwel nooit meer door de symptomatologie opgemerkt, maar zijn de kinderen al geïdentificeerd door het neonatale screeningsprogramma.
Pasgeborenen met hypothyreoïdie kenmerken zich door een hoger geboortegewicht, icterus prolongatus (door vertraagde rijping van de glucuronideconjugatie), voedingsproblemen, somnolentie en verslikaccidenten. Een grote tong kan obstructie veroorzaken, waardoor apneus ontstaan. Ook kan er obstipatie optreden.
Bij lichamelijk onderzoek is vaak een hernia umbilicalis te constateren, is de temperatuur wat lager (35 °C) en kan er sprake zijn van oedemateuze extremiteiten en genitaliën. De hartslag is langzaam en vaak is een hartruis te horen. Anemie is een bekend verschijnsel. Deze symptomen ontwikkelen zich geleidelijk.

Aanvullend onderzoek

Het neonatale screeningsprogramma bevat de bepaling van T4 en indien deze te laag is ook die van schildklierstimulerend hormoon (TSH) en schildklierhormoonbindend eiwit (TBG) te bepalen. TBG-deficiëntie is een X-gebonden dominante aandoening, waarbij de T4 te laag is maar vrij T4 en TSH-waarden normaal zijn.

Therapie

De behandeling van congenitale hypothyreoïdie bestaat uit het geven van schildklierhormoon (natrium-L-thyroxine, Thyrax®) in een dosering van 10-15 µg/kg.
Op basis van de spiegel van T4 en TSH wordt de dosering getitreerd. Ook lichaamsgroei is een mooie maat voor de juistheid van de ingestelde therapie.

Complicatie, prognose en beloop

Complicaties zijn afhankelijk van het innemen van de medicatie en bij jeugdigen de therapietrouw.
Op de langere termijn wordt de remming van de lichamelijke en verstandelijke ontwikkeling manifest. Indien niet behandeld, is bij 3-6 maanden het beeld volledig ontwikkeld.
Moedermelk bevat wel T3 maar dit is onvoldoende om het kind met congenitale hypothyreoïdie te beschermen tegen de ontwikkeling van de ziekte. De groei van het kind wordt belemmerd, de fontanel blijft open en de tong wordt steeds groter en steekt uit. Het kind wordt hypotoon en is laat met zitten en staan. De prognose is goed indien de aandoening snel wordt gediagnosticeerd.

40 Adrenogenitaal syndroom

Definitie en etiologie

Het adrenogenitaal syndroom (AGS) wordt veroorzaakt door verschillende enzymdeficiënties in de steroïdsynthese van de bijnier, zodat er te weinig cortisol wordt geproduceerd. Hierdoor wordt de productie van corticotropine gestimuleerd zodat er bijnierhyperplasie ontstaat.
De oorzaak van AGS is een tekort aan cortisol, meestal in combinatie met een tekort aan aldosteron. De ontregeling leidt ook tot een overmaat aan sommige andere hormonen. In de meeste gevallen (95%) zijn de tekorten het gevolg van een deficiëntie van het enzym 21-hydroxylase, maar ook andere enzymdeficiënties zoals 11β-hydroxylase, 17β-hydroxylase en 3β-hydroxysteroïddehydrogenase kunnen de oorzaak zijn.

Incidentie

AGS is een autosomaal recessief overervende aandoening met een incidentie van 1 op 12.000.

Klinische presentatie

De ontregeling bij AGS kan in de eerste levensweken leiden tot ernstig zoutverlies, uitdroging en eventueel overlijden. Dit is bij 75 procent van de kinderen het geval. Daarnaast spugen de kinderen en drinken ze slecht. Ook kunnen hartritmestoornissen met cyanose en dyspneu ontstaan. Bij kinderen zonder elektrolytproblemen worden de symptomen pas later duidelijk.
Bij meisjes ontstaat virilisatie van het genitaal, met fusie van de labia en vergroting van de clitoris.
Aangezien de stoornis al intra-uterien tot expressie komt, ziet men vaak al enige tekenen van virilisatie bij de geboorte. Soms is er sprake van een zodanige vergroting van de clitoris en een urogenitale sinus dat het beeld ontstaat van cryptorchisme en hypospadie.
Ongeveer 2 procent van de meisjes heeft een mannelijk fenotype bij geboorte (pseudo-hermafroditisme).

Bij jongens hebben de genitaliën een normaal aspect bij de geboorte. Echter al bij zes maanden kan vergroting van de penis ontstaan met ontwikkeling van schaamhaar en een lage stem; acne kan manifest worden bij 4-5 jaar.
Ook kan in de eerste levensjaren hersenschade ontstaan indien geen behandeling wordt ingesteld.

Aanvullend onderzoek

Het neonatale screeningsprogramma bevat de bepaling van 17α-hydroxyprogesteron in het bloed. Bij een verhoging wordt nagegaan of AGS de oorzaak is. Bij 'saltloosers' kan bij uitdroging een verlaagd Na en Cl en een verhoogd K worden vastgesteld. Tevens is er sprake van een metabole acidose.

Therapie

De behandeling van AGS bestaat uit het geven van hydrocortison om de cortisolspiegel te normaliseren en fludrocortison vanwege het aldosterontekort. Door terugkoppeling normaliseren ook de andere hormonen. Deze hormonen dienen altijd te worden gegeven. In stresssituaties (operaties, ziekte, verminderde zoutinname) dient de dosering te worden opgehoogd.
De vergrote clitoris bij meisjes dient chirurgisch te worden gecorrigeerd, normaalgesproken tussen 6-12 maanden. De functie van de clitoris blijft daarbij intact en meisjes kunnen op normale leeftijd beginnen met menstrueren. Dit is wel afhankelijk van een juist ingestelde therapie.

Complicatie en prognose

Complicaties kunnen optreden op momenten van stress, als de behoefte aan corticoïden groter is. Hierop dient te worden geanticipeerd door het geven van hogere doses bij koorts, operaties en in situaties van verminderde zoutinname zoals bij gastro-intestinale klachten.
Bij meisjes kan een vertraagde puberteit optreden indien zij niet goed zijn ingesteld. Bij jongens kan versnelde botrijping optreden indien zij niet zijn gediagnosticeerd. Bij sommige jongens van 3-7 jaar met AGS is de botleeftijd

vijf jaar voor op de chronologische leeftijd. Na therapie vertraagt de rijping. Bij slecht ingestelde jongens kunnen testistumoren ontstaan, door stimulatie van adrenerge restcellen in de testikels.
De prognose is goed indien de aandoening snel wordt gediagnosticeerd.

DEEL IX VERSTORINGEN VAN HET INTERNE MILIEU

41 Hypercalciëmie

Definitie en etiologie

Van een hypercalciëmie is sprake bij een totale serumcalciumconcentratie van meer dan 2,75 mmol/L (geïoniseerd 1,36 mmol/L).
Een hypercalciëmie kan het gevolg zijn van een verhoogd calciumaanbod (voeding). Andere, ook weinig frequent voorkomende oorzaken zijn onder andere hyperparathyreoïdie, hypervitaminose D en subcutane vetnecrose.

Klinische presentatie

Klinisch kan een hypocalciëmie zich manifesteren met hypotonie, lethargie, polyurie, en zelden convulsies.

Aanvullend onderzoek

Bepaling van totaal en geïoniseerd calcium. Meting van calciumuitscheiding in de urine. Op indicatie: radiologisch onderzoek, hormonaal onderzoek (parathormoon, calcitonine, vitamine D).

Therapie

De onderliggende oorzaak bepaalt de behandeling, met meestal een beperking van de calcium- en vitamine-D-intake. In de acute situatie is furosemide een effectief middel om de renale calciumexcretie te stimuleren.

Complicatie en prognose

Complicaties van een hypercalciëmie komen overeen met de klinische problemen.
De uitkomst wordt bepaald door het onderliggende probleem en bijkomende complicaties en is doorgaans goed.

42 Hyperkaliëmie

Definitie en etiologie

Als grens voor hyperkaliëmie wordt in de praktijk een serumkaliumwaarde van 6 mmol/L of hoger aangehouden. Een kaliumwaarde tussen 4 en 6 mmol/L wordt doorgaans als normaal beschouwd. Zeker hier geldt dat de interpretatie afhankelijk is van meer variabelen, zoals afnametechniek en de postnatale leeftijd van het kind. Een gestuwde afname kan een onterecht hoge kaliumwaarde opleveren (pseudo-hyperkaliëmie). Een stijging van het kalium is het gevolg van een verhoogd aanbod of een verminderde uitscheiding. De normale kaliumbehoefte van een pasgeborene ligt rond de 1-2 mmol/kg/24 uur. Een verhoogd aanbod kan het gevolg zijn van te veel toegediende kalium ((intraveneuze) voeding, medicamenten) of bijvoorbeeld door hemolyse of ander weefselverval, zoals bij een necrotiserende enterocolitis. Een verminderde uitscheiding van kalium treedt op bij een acuut nierfalen. Een bijnierschorsinsufficiëntie, zoals bij een bijnierbloeding of bij het adrenogenitaal syndroom (AGS), gaat gepaard met een hyperkaliëmie. Bij een metabole acidose kan een shift optreden waarbij waterstofionen de cel ingaan en kalium eruit komt.

Klinische presentatie

Hartritmestoornissen zijn levensbedreigend en liggen veelal aan de klinische verschijnselen ten grondslag. Ernst en snelheid van ontstaan van de hyperkaliëmie bepalen het klinische beeld, dat varieert van asymptomatisch tot acuut hartfalen (circulatoire shock). Als onderdeel van een compleet lichamelijk onderzoek mogen pols en bloeddruk niet ontbreken.

Aanvullend onderzoek

Serumkalium-, natrium- en -calciumbepaling; bloedgas; bepaling van creatinine in verband met eventueel nierfalen; bepaling van urinekalium, creatinine, natrium, soortelijk gewicht en osmolariteit; ECG.

Therapie

Wanneer er ECG-afwijkingen zijn dient de hyperkaliëmie onmiddellijk behandeld te worden (intraveneus calciumgluconaat of calciumchloride; rectaal resonium). Daarnaast kan het aangewezen zijn insuline en glucose toe te dienen om het kalium intracellulair te krijgen. Na de symptomatische aanpak zal de behandeling gericht zijn op de etiologie.
Zijn er geen ECG-afwijkingen, dan is het zaak de oorzaak van de hyperkaliëmie op te sporen, deze te behandelen en het teveel aan kalium uit het lichaam te verwijderen.

Complicatie en prognose

Ernstige complicaties van een hyperkaliëmie zijn de ritmestoornissen, tot ventrikelfibrilleren aan toe.
De uitkomst wordt bepaald door het onderliggende probleem en het optreden van eventuele complicaties. De hyperkaliëmie op zich hoeft geen blijvende gevolgen te hebben.

43 Hypernatriëmie

Definitie en etiologie

Van een hypernatriëmie is sprake bij een serumnatriumconcentratie van meer dan 145 mmol/L.
Een hypernatriëmie is het gevolg van een toegenomen hoeveelheid natrium of een afgenomen hoeveelheid water.

Natriumoverschot
De natriumbehoefte en -intake van een pasgeborene ligt rond de 2-4 mmol/kg/24 uur. Indien meer dan deze hoeveelheid wordt gegeven, kan dit tot een hypernatriëmie leiden. Veelal is een verhoogd natrium het gevolg van het gebruik van hyperosmolaire (intraveneuze) vloeistoffen, bijvoorbeeld $NaHCO_3$. Behalve deze route zijn ook veel medicamenten natriumzouten en zijn derhalve een bron van natrium.

Watertekort
Vaker dan van een natriumoverschot is er sprake van een watertekort. De oorzaken van een watertekort variëren sterk. *Insensible loss* via de huid, gastro-intestinaal verlies bij diarree, diabetes insipidus (centraal of nefrogeen) en ook een osmotische diurese (zie bij hyperglykemie) leiden tot een groter water- dan zoutverlies, met een stijging van het serumnatrium als gevolg.

Klinische presentatie

Anamnestisch zijn onder andere temperatuurbeloop, vochtintake, medicatie, gewichtsbeloop en urineproductie van belang. Klinische verschijnselen van hypernatriëmie zijn, net als een hyponatriëmie, toe te schrijven aan de ernst en snelheid van de verandering in de serumnatriumconcentratie (stijging). Deze stijging leidt tot een verplaatsing van water uit de hersencellen. De afname van hersenvolume kan scheuring van cerebrale vaten met zich meebrengen. Verschijnselen zijn dan ook terug te voeren op deze waterverschuiving: lethargie, hypotonie en irritabiliteit, mogelijk uitmondend in convulsies en coma.

Aanvullend onderzoek

Het laboratoriumonderzoek omvat serumnatrium/kalium- en osmolariteitsbepaling; bepaling van urine-natrium, creatinine, kalium, soortelijk gewicht en osmolariteit.

Therapie

De etiologie van hypernatriëmie bepaalt in belangrijke mate de aanpak. Diabetes insipidus vraagt extra vocht, terwijl een hoge intake van natrium mogelijk is terug te brengen. Ongeacht de oorzaak geldt dat een te snelle correctie van het serumnatrium voorkomen moet worden vanwege de plotselinge verschuivingen van water de hersenen in.

Complicatie en prognose

Ernstige complicaties van een hypernatriëmie zijn cerebrale verschijnselen als convulsies of coma.
De uitkomst wordt bepaald door het onderliggende probleem en eventuele complicaties. Hypernatriëmie op zich hoeft geen blijvende gevolgen te hebben.

44 Hypocalciëmie

Definitie en etiologie

Van een hypocalciëmie is sprake bij een totale serumcalciumconcentratie van minder 1,75 mmol/L, waarbij in de praktijk soms onderscheid wordt gemaakt tussen voldragen en te vroeg geboren zuigelingen. De ondergrens voor geïoniseerd calcium varieert ook en ligt tussen de 0,75 en 1,1 mmol/L.

Een hypocalciëmie treedt vaker op bij te vroeg geborenen dan bij voldragen zuigelingen. Oorzaken van hypocalciëmie zijn een onvoldoende aanbod tijdens de zwangerschap, stress rond de geboorte (perinatale asfyxie), maternale diabetes of medicatie. Ook hormonale verstoringen kunnen, geïsoleerd of als onderdeel van een chromosomale afwijking (22q11, digeorgesyndroom), een hypocalciëmie geven.

Klinische presentatie

Bij de anamnese is van belang het opsporen van oorzaken tijdens de zwangerschap, diabetes mellitus, medicatiegebruik, enzovoort.

Veelal zal een hypocalciëmie asymptomatisch zijn. Een acute hypocalciëmie kan zich presenteren met irritabiliteit, tetanie, convulsies en/of ritmestoornissen. Langdurig calciumtekort leidt tot rachitis.

Aanvullend onderzoek

Het laboratoriumonderzoek omvat bepaling van totaal en geïoniseerd calcium en magnesium en meting van calciumuitscheiding in de urine. Op indicatie vindt ook radiologisch en hormonaal onderzoek (parathormoon, calcitonine) plaats.

Therapie

De onderliggende oorzaak bepaalt de behandeling; suppletie van calcium en fosfaat.

Complicatie en prognose

De complicaties van een hypocalciëmie komen overeen met de klinische problemen.
De uitkomst wordt bepaald door het onderliggende probleem en bijkomende complicaties. De hypocalciëmie op zichzelf heeft geen gevolgen.

45 Hypokaliëmie

Definitie en etiologie

Van een hypokaliëmie is sprake bij een serumkaliumconcentratie van minder dan 4 mmol/L.
Een hypokaliëmie is het gevolg van een verhoogd kaliumverlies of een te geringe kaliuminname.
De kaliumbehoefte van een pasgeborene ligt rond de 1-2 mmol/kg/24 uur. Een verhoogd verlies treedt op bij gastro-intestinale problemen, zoals spugen (pylorusstenose). Renaal verlies, zoals bij het barttersyndroom, of renale tubulaire acidose geeft kaliumverlies. Daarnaast is medicatie regelmatig de oorzaak van kaliumverlies (diuretica, steroïden). Aangezien mineralocorticoïden de kaliumuitscheiding bevorderen, zal een verhoging van deze hormonen ook tot een hypokaliëmie kunnen leiden. Tot slot kan ook een inadequate intake van kalium een hypokaliëmie veroorzaken.

Klinische presentatie

Hypokaliëmie is meestal asymptomatisch. Echter hypokaliëmie kan leiden tot spierzwakte, verminderde reflexactiviteit, ileus, blaasretentie en ritmestoornissen.

Aanvullend onderzoek

Het laboratoriumonderzoek omvat serumkalium-, natrium-, chloor-, creatinine- en bloedgasbepaling.
Bepaling van urinenatrium, kalium, chloor en creatinine.
Op indicatie vindt beeldvorming plaats met ECG, buikoverzichtsfoto en/of echo (pylorus).

Therapie

De onderliggende oorzaak bepaalt de behandeling.
Bij een kaliumtekort door verlies is een verhoogde kaliumintake aangewezen. Bij ritmestoornissen is directe suppletie van kalium geïndiceerd.

Complicatie en prognose

Ernstige complicaties zijn vooral ritmestoornissen.
De uitkomst wordt bepaald door het onderliggende pro-

bleem. De hypokaliëmie op zich hoeft geen blijvende gevolgen te hebben.

46 Hyponatriëmie

Definitie en etiologie

Bij volwassenen geldt een serumnatriumconcentratie van minder dan 135 mmol/L als hyponatriëmie. Deze grens is bij (zieke) pasgeborenen niet absoluut.
Een hyponatriëmie is het gevolg van een verminderde hoeveelheid natrium of een toegenomen hoeveelheid water.

Natriumtekort
Onvoldoende inname van natrium of een toegenomen verlies geeft een natriumtekort. De natriumbehoefte en -intake van een pasgeborene ligt rond de 2-4 mmol/kg/24 uur; indien de voeding- of vochttoediening minder dan deze hoeveelheid bevat, kan dit leiden tot een hyponatriëmie. Een verhoogd verlies treedt bijvoorbeeld op bij een enterocolitis met natriumverlies in de derde ruimte. Ook natriumverlies via de nier (ziekte of diuretica) of huid (cystische fibrose) geeft een hyponatriëmie.

Wateroverschot
Ook kan een hyponatriëmie het gevolg zijn van een onvoldoende uitscheiding van water. Uiteenlopende oorzaken van een hyponatriëmie zijn het gevolg van waterretentie. Decompensatio cordis, nierfalen, toediening van (te) veel water of een inadequate ADH-secretie (SIADH, *syndrome of inappropriate ADH secretion*) betekenen waterretentie via een afgenomen urineproductie.

Klinische presentatie

Klinische verschijnselen van hyponatriëmie zijn, net als een hypernatriëmie, toe te schrijven aan de ernst en snelheid van de verandering (daling) in de serumnatriumconcentratie. Deze daling leidt tot een verplaatsing van water de hersencellen in. Is er sprake van een ernstige hyponatriëmie (serumnatriumwaarde van minder dan 120 mmol/L), dan is er grote kans op convulsies.

In de anamnese zijn vochtintake, medicatie, urineproductie en gewicht(sbeloop) essentiële gegevens. Bij het lichamelijk onderzoek zijn onder andere bloeddruk, tekenen van vochtretentie (perifeer oedeem, pulmonale crepitaties, buikomvang) en verschijnselen van het centrale zenuwstelsel van belang.

Aanvullend onderzoek

Het laboratoriumonderzoek omvat serumnatrium-/kalium- en osmolariteitsbepaling, daarnaast bepaling van urinenatrium, kalium, chloor, creatinine, soortelijk gewicht en osmolariteit.

Therapie

Bij een hyponatriëmie is het achterhalen van de oorzaak essentieel aangezien verschillende oorzaken een tegengesteld beleid vragen. De etiologie bepaalt met andere woorden de aanpak: bij een natriumtekort door verlies is een verhoogde natriumintake nuttig, terwijl een waterretentie bij een SIADH vraagt om een restrictief gebruik van water.
Indien bij een hyponatriëmie convulsies optreden, is acute natriumsuppletie aangewezen.

Complicatie en prognose

Een ernstige complicatie van een hyponatriëmie is met name een convulsie.
De uitkomst wordt bepaald door het onderliggende probleem en de ernst van de complicaties. De hyponatriëmie op zich hoeft geen blijvende gevolgen te hebben.

DEEL X HEMATOLOGISCHE PROBLEMEN BIJ DE PASGEBORENE

47 Trombocytopenie

Definitie en etiologie

Van een trombocytopenie is sprake als het trombocytengetal (bloedplaatjesgetal) in het bloed minder is dan 150 per 10^9/L.

Een trombocytopenie (trombopenie) is het gevolg van een verminderde aanmaak of een toegenomen verbruik/afbraak van bloedplaatjes. Verminderde (beenmerg)productie van trombocyten heeft plaats bij verschillende syndromen, bijvoorbeeld het syndroom van Bernard-Soulier, trombocytopenie en afwezige radius (TAR), sommige medicamenten en (congenitale) virale infecties. Verbruik of afbraak spelen een rol bij antilichaam-gemedieerde trombopenieën (allo- en auto-immuun), sepsis, sommige medicamenten, hypersplenie (verschillende oorzaken), of grote hemangiomen (Kasabach Merritt). Neonatale allo-immuuntrombopenie (NAIT) is het gevolg van een incompatibiliteit tussen maternale en foetale trombocytenantigenen (HPA, *human platelet antigens*), de moeder maakt tijdens de zwangerschap antilichamen tegen de foetale trombocyt. Ook kunnen antistoffen die bij de zwangere een trombopenie (ITP) veroorzaken ook tot een trombopenie bij de zuigeling leiden. Trombusvorming aan een centrale lijn (arterieel en veneus) brengt soms een verbruikstrombopenie met zich mee.

Incidentie

De incidentie van trombopenie bij pasgeborenen is laag (< 1%), echter bij een zieke zuigeling is het een regelmatig voorkomend probleem.

Klinische presentatie

Verschijnselen worden primair bepaald door het onderliggend lijden. Petechiën (puntbloedinkjes) zijn typisch voor zowel trombopenie als trombopathie. Een trombopenie kan zonder klinische verschijnselen blijven of leiden tot een verhoogde bloedingsneiging.

Aanvullend onderzoek

Het trombocytengetal wordt bepaald bij moeder en kind. Op indicatie kan verrichten van stollingsonderzoek toegevoegde waarde hebben; bepaling van trombocytenantigenen (HPA's) en -antilichamen.

Therapie

De behandeling zal zich primair richten op de onderliggende etiologie (bijv. antibiotica bij sepsis, verwijderen van een centrale lijn), naast algemene ondersteuning. Bij een ernstige trombopenie ($< 20\ 10^9$/L) en/of bloedingsneiging kan een trombocytentransfusie geïndiceerd zijn. Een kind met (ernstige) NIAT krijgt intraveneus immunoglobulinen (ivIG), al of niet in combinatie met een transfusie met compatibele trombocyten.

Complicatie en prognose

Een trombopenie kan leiden tot een verhoogde bloedingsneiging. Complicaties zijn bloedingen, vooral cerebrale. De meeste trombopenieën zijn voorbijgaand; de prognose wordt vooral bepaald door het onderliggende probleem of eventuele complicaties als gevolg van de trombopenie (bijv. intracerebrale bloedingen).

48 Anemie

Definitie en etiologie

Indien voor een bepaalde zwangerschapsduur en leeftijd de hemoglobinewaarde lager is dan de referentiewaarde, is sprake van een anemie. Bij een voldragen pasgeborene ligt deze waarde rond de 8,5 mmol/L. De grenswaarden variëren met de postnatale leeftijd, zwangerschapsduur en geassocieerde problemen (bijv. beademing).
Een anemie is het gevolg van een verminderde aanmaak of een toegenomen verbruik/afbraak van erytrocyten. Verminderde (beenmerg)productie van erytrocyten treedt bijvoorbeeld op bij verschillende syndromen (Fanconi), diverse medicamenten en congenitale virale infecties. Acuut verlies van erytrocyten is er bij een (ver)bloeding: in het kind (hersenen, subaponeurotische bloeding) of naar buiten het kind (foetomaternale transfusie, placentaloslating). Afbraak van erytrocyten kan het gevolg zijn van een afwijkende cel of celmembraan (bijv. sikkelcel, sferocyt). Bij een anemie door een bloedgroepincompatibiliteit (o.a. ABO of resus) liggen antilichamen (IgG) ten grondslag aan de verhoogde afbraak van erytrocyten in het eigen mononucleaire fagocyterende systeem.
De 'fysiologische' daling van het Hb na de geboorte (dieptepunt 8-12 weken bij voldragen zuigelingen; bij te vroeg geborenen treedt dit sneller op) hangt samen met afname van erytrocytenproductie door een stijging van de zuurstofspanning extra-uterien.

Klinische presentatie

Anamnestisch zijn gegevens over zwangerschap en partus (kunstverlossing), familiaire bloedziekten, geneesmiddelengebruik en eventueel bloedverlies (luier) van belang. Verschijnselen passend bij anemie zijn de bleke kleur, tachycardie en minder drinken. Icterus en een eventueel palpabele lever en/of milt (extramedullaire hematopoëse) passen bij hemolyse; bloedingen in de huid en cefaal hematoom suggereren een lokaal verlies.

Aanvullend onderzoek

Het laboratoriumonderzoek omvat meting van het hemoglobinegehalte, hematocriet, reticulocytengetal, normblasten (*nucleated red blood cells*, NRBC), 'rode differentiatie' (vormafwijkingen). Afhankelijk van anamnese en lichamelijk onderzoek, is verder specifiek aanvullend onderzoek soms waardevol (Kleihauer-Betke-test op foetale erytrocyten in maternaal bloed, radiologie, enzymdiagnostiek, Hb-elektroforese).

Therapie

Afhankelijk van de etiologie is een op de oorzaak gerichte behandeling aangewezen. Indicaties voor het geven van erytrocytensuspensie zijn vermeld in de CBO-richtlijn. Behandeling met een ijzerpreparaat is alleen geïndiceerd bij een tekort aan ijzer, en dat is doorgaans bij de pasgeborene niet aan de orde.

Complicatie en prognose

Acute verbloeding gaat veelal gepaard met een hypovolemische shock en is een levenbedreigende situatie. Hemolyse leidt soms tot hyperbilirubinemie (zie hoofdstuk 38). In geval van een chronisch laag Hb kan decompensatio cordis/hypertrofische cardiomyopathie optreden.

De prognose van de 'fysiologische' anemie is goed en behoeft zelden behandeling; overigens bepaalt de onderliggende oorzaak de prognose.

Meer informatie

CBO-richtlijn bloedtransfusie 2004: www.cbo.nl/product/richtlijnen/folder20021023121843/bloedrl2004.pdf/view

49 Polycytemie

Definitie en etiologie

Indien het veneuze hematocriet bij een pasgeborene hoger is dan 0,65 is er sprake van polycytemie, een verhoging van het aantal erytrocyten. Boven deze waarde neemt de viscositeit van het bloed exponentieel toe.
Een toename van het aantal erytrocyten kan het gevolg zijn van een toegenomen overdracht van erytrocyten naar het kind via de placenta. Dit gebeurt bijvoorbeeld bij laat afnavelen, een maternofoetale transfusie of transfuseur-transfusée-syndroom. Placenta-insufficiëntie leidt tot een toegenomen productie van erytrocyten en is een van de condities die gepaard gaan met chronische foetale hypoxie. Deze hypoxie stimuleert de foetale erytropoëse. Klinische problemen die samengaan met een placenta-insufficiëntie zijn onder andere dysmaturiteit, serotiniteit en pre-eclampsie. Ook kan sprake zijn van toename van de erytropoëse onder invloed van endocriene factoren (hyperinsulinisme bij een moeder met diabetes mellitus) of bij een neonatale thyreotoxicose. Polycytemie kan ook voorkomen bij verschillende chromosomale afwijkingen (trisomie 13, 18, 21, Beckwith-Wiedemann). Ook bij dehydratie stijgt het hematocriet en kan zo polycytemie veroorzaken.

Incidentie

Polycytemie komt voor bij 1,5 tot 5 procent van alle pasgeborenen.

Klinische presentatie

Zwangerschaps- en partusgegevens zijn van belang bij de analyse van een kind met polycytemie (zie bij oorzaken). Daarnaast kan het postnatale beloop aanknopingspunten opleveren ten aanzien van de etiologie van de polycytemie. Polycytemie is meestal asymptomatisch. Indien er symptomen zijn, hangen deze samen met de verstoorde doorbloeding door de toename van het aantal erytrocyten. Bij klinisch onderzoek kan de kleur plethorisch (dieprood, hypervisceus) of cyanotisch zijn. Dysmorfe kenmerken leveren mogelijk aanknopingspunten voor een chromosomale aandoening. Respiratoire *distress*, tachypnoe, voedingsproblemen, prikkelbaarheid en ook convulsies zijn mogelijk. Daarnaast kunnen verschijnselen optreden die het gevolg zijn van een complicatie van de polycytemie, zoals *jitteryness* bij een hypoglykemie of een icterus als gevolg van hyperbilirubinemie door een toegenomen hemolyse.

Aanvullend onderzoek

Bepaling van het veneuze hemoglobine en hematocriet; glucose. Als aan dehydratie wordt gedacht is ook bepaling van serumnatrium van belang; bilirubine in geval van icterus. Nader onderzoek wordt bepaald door de verdenking op een specifieke etiologie (bijv. chromosomenonderzoek).

Therapie

Bij kinderen met klinische verschijnselen is een partiële wisseltransfusie aanbevolen bij een hematocriet > 0,65. Bij een partiele wisseltransfusie wordt een deel van het bloedvolume vervangen door transfusievloeistof (bijv. NaCl 0,9%). Zonder klinische symptomen geldt deze behandeling bij een hematocriet van boven de 0,70. Bij symptomatische kinderen met een hematocriet van 0,60-0,65 kan een partiële wisseltransfusie worden overwogen, echter conservatieve maatregelen zoals extra vocht bieden veelal uitkomst.

Complicatie, prognose en beloop

Complicaties van polycytemie zijn vaak 'presenting symptoms', onder andere convulsies, ileus, nierfalen, decompensatio cordis en hyperbilirubinemie. Langetermijncomplicaties van polycytemie, zoals vertraagde motorische ontwikkeling, spraakachterstand, stoornissen van de fijne motoriek en een verminderd IQ, zijn waarschijnlijk terug te voeren op de aandoening die aan de polycytemie ten grondslag ligt. Partiële wisseltransfusies hebben slechts effect op de kortetermijnverschijnselen en niet op de langetermijnuitkomst.

50 Leukocytose

Definitie en etiologie

Het leukocytengetal varieert in de eerste levensdagen sterk. Van een leukocytose is sprake wanneer het totale leukocytengetal hoger is dan $30\ 10^9$/L.
Een verhoging van het aantal leukocyten bij de pasgeborene is meestal het gevolg van een toename van het aantal neutrofiele granulocyten. Het navolgende beperkt zich tot de neutrofiele granulocytose (neutrofilie). Neutrofilie is het gevolg van een toegenomen aanmaak of een afgenomen verbruik/afbraak van neutrofiele granulocyten. Uiteenlopende factoren kunnen voor of na de geboorte een beenmergprikkeling geven en zo een toegenomen productie van deze cellen. Veel voorkomende oorzaken zijn bacteriële of parasitaire infecties. Echter een eenmalige granulocytose is noch specifiek noch sensitief voor het vaststellen van een infectie. Meerdere bepalingen in de tijd en het gebruik van verschillende parameters, zoals bij *C-reactive protein*, verhogen de sensitiviteit en specificiteit voor het vaststellen van een infectie.
Een leukemoïde reactie is een passagère stijging van het aantal leukocyten zonder duidelijke oorzaak en wordt veelal gezien bij kinderen met een trisomie 21. Normaalgesproken verlaten neutrofiele granulocyten de bloedbaan door hechting aan de vaatwand via adhesiemoleculen. Indien deze hechting niet of vertraagd optreedt, zoals waarschijnlijk het geval is bij gebruik van steroïden, zal hun aantal in het bloed verhoogd zijn. Ook congenitale afwijkingen in adhesie (*leukocyte adhesion deficiency*) gaan gepaard met een granulocytose.

Klinische presentatie

Gegevens over zwangerschap, partus en geneesmiddelengebruik helpen bij het zoeken naar de oorzaak. Klinische verschijnselen hangen samen met de onderliggende oorzaak, zoals bij een infectie.

Aanvullend onderzoek

Het laboratoriumonderzoek omvat meting van het leukocytengetal en beoordeling van de verdeling van de witte reeks ('differentiatie').
Afhankelijk van anamnese en lichamelijk onderzoek is verder specifiek aanvullend onderzoek soms aangewezen.

Therapie

Voor een leukocytose is geen specifieke therapie.

Complicatie en prognose

Complicaties hangen sterk samen met de onderliggende oorzaak.
De prognose wordt bepaald door de onderliggende oorzaak en is overwegend goed.

51 Leukopenie

Definitie en etiologie

Het leukocytengetal varieert in de eerste levensdagen sterk. Van een leukopenie is sprake indien het totale leukocytengetal lager is dan 6 10^9/L. In de dagelijkse praktijk zijn het vooral de neutrofiele granulocyten die gebruikt worden, bijvoorbeeld als hulpmiddel bij het vaststellen van een infectie. Een neutropenie betekent een neutrofiele granulocytenaantal van minder dan 1,75 10^9/L (1750/mm^3).
Een leukopenie is het gevolg van een verminderde aanmaak of een toegenomen verbruik/afbraak van leukocyten. Verminderde (beenmerg)productie van leukocyten treedt bijvoorbeeld op bij sommige congenitale aandoeningen, zoals bij het kostmannsyndroom en cyclische neutropenie. Ook kunnen verschillende maternale ziekten (SLE, hypertensie), medicamenten (fenothiazines) en congenitale virale infecties aan een neutropenie ten grondslag liggen. Verbruik van granulocyten kan het gevolg zijn van een bacteriële infectie of van de aanwezigheid van maternale antistoffen (allo-immuunneutropenie, vergelijkbaar met ABO-incompatibiliteit).

Klinische presentatie

In geval van een neutropenie zijn gegevens over het vóórkomen van eventuele familiaire neutropenieën van belang, naast gegevens over zwangerschap, partus en geneesmiddelengebruik. Specifieke verschijnselen van een neutropenie zijn er niet, de kliniek wordt bepaald door het optreden van mogelijke complicaties als gevolg van een tekort aan neutrofiele granulocyten, met sepsis voorop. Het laat afvallen van de navelstreng (meer dan 2 weken) wijst op een kwalitatieve stoornis van de neutrofiele granulocyt (aantal normaal, maar functie gestoord).

Aanvullend onderzoek

Het laboratoriumonderzoek omvat meting van het leukocytengetal en beoordeling van de verdeling van de witte reeks ('differentiatie'). Afhankelijk van anamnese en lichamelijk onderzoek is verder specifiek aanvullend onderzoek soms aangewezen (bijv. antistofbepaling).

Therapie

In het ideale geval is de behandeling causaal; in de praktijk zal deze echter veelal symptomatisch zijn en gericht op de complicaties. Recente meta-analyses naar het gebruik van granulocytentransfusies en groeifactoren (G-CSF, GM-CSF) bieden onvoldoende steun voor routinematige toepassing van deze behandelingen bij zuigelingen met neutropenie of neonatale sepsis. Voor patiënten met het kostmannsyndroom daarentegen is G-CSF van grote waarde gebleken. Als er sprake is van een ernstige neutropenie ($< 0{,}5 \; 10^9$/L), is omgekeerde isolatie geïndiceerd.

Complicatie en prognose

Een leukopenie betekent minder fagocyten en derhalve een verminderde afweercapaciteit. De meest voorkomende complicatie is dan ook een (bacteriële) infectie.
De prognose wordt bepaald door de onderliggende oorzaak en is doorgaans goed.

DEEL XI GENETISCHE STOORNISSEN BIJ DE PASGEBORENE

52 Trisomie 18

Definitie en etiologie

Bij trisomie 18 (edwardssyndroom) is er sprake van een extra autosomaal chromosoom 18, een translocatie van chromosoom 18 of een mozaïcisme (cellen met een normaal aantal chromosomen en met een trisomie 18).
In 90 procent van de gevallen is het extra chromosoom 18 het gevolg van een fout in de tweede geslachtelijke celdeling (meiose). Non-disjunctie en mozaïcisme zijn ongebruikelijk.

Incidentie

Trisomie 18 is de op één na meest voorkomende autosomale trisomie bij de levende pasgeborene (1:5000). Trisomie 18 komt bij meisjes vaker voor dan bij jongens (3:1). Net als bij trisomie 21 neemt de kans op een trisomie 18 toe met een hogere leeftijd van de moeder.

Klinische presentatie

Klinische kenmerken zijn hypertonie, een prominerend achterhoofd, kleine mond, micrognathie, flexie van de vingers met 'overrijden' van de wijsvinger/middelvinger (*clenched fingers*). Andere bevindingen zijn hoefijzer-

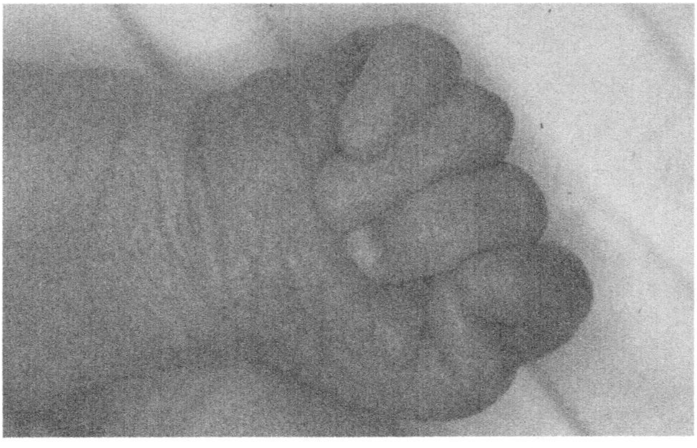

FIGUUR 52-1 *Clenched-fingers.*

nieren, congenitale hartafwijkingen (meer dan 50%; VSD, PDA) en tractus-digestivus-afwijkingen (meckeldivertikel, malrotatie). Overigens kan ieder orgaansysteem aangedaan zijn.

Aanvullend onderzoek

Karyotypering toont een extra chromosoom 18. Overige diagnostiek is afhankelijk van de klinische bevindingen.

Therapie

Behandeling is ondersteunend.

Complicatie, prognose en beloop

Complicaties hangen samen met de aangeboren afwijkingen.
De helft van de aangedane kinderen overlijdt in de eerste levensweek, slechts 5 tot 10 procent overleeft het eerste levensjaar. Kinderen die overleven hebben een ernstige psychomotorische retardatie.

53 Trisomie 13

Definitie en etiologie

Bij trisomie 13 (patausyndroom) is er sprake van een extra autosomaal chromosoom 13, een translocatie van chromosoom 13 of een mozaïcisme (cellen met een normaal aantal chromosomen en met een trisomie 13). Trisomie 13 is meestal het gevolg van een non-disjunctie en gerelateerd aan de maternale leeftijd. Een ongebalanceerde spontane translocatie is minder gebruikelijk.

Incidentie

Trisomie 13 komt voor bij ongeveer 1 op 10.000 levend geborenen.

Klinische presentatie

De meest voorkomende afwijkingen zijn terug te voeren op een vroeg defect in het mesoderm. Veel voorkomende dysmorfieën zijn holoprosencefalie, aanlegstoornissen van het oog (microftalmie, colobomen, cyclopie en huidlaplasialutis, zie figuur 53-1), lip-/verhemeltespleet, doof-

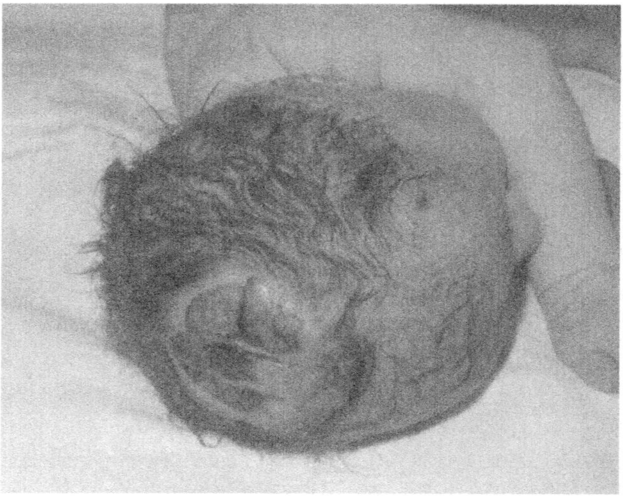

FIGUUR 53-1 *Huiddefect bij een kind met trisomie 13.*

heid, hartafwijkingen (VSD, ASD). Andere defecten zijn omfalokèle, hernia umbilicalis, tractus-urogenitalis-afwijkingen, polydactylie en 'rocker-bottom feet' (figuur 53-2).

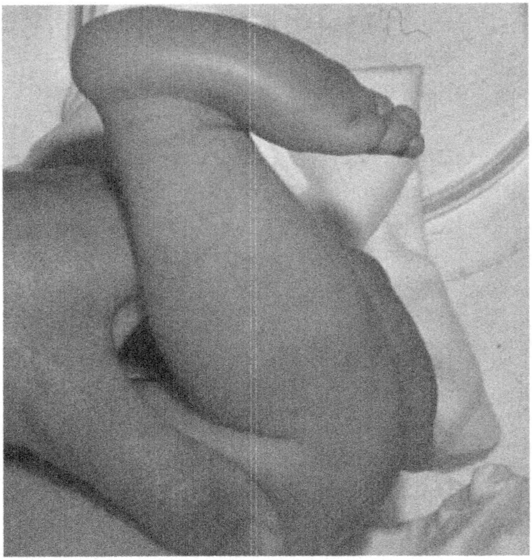

FIGUUR 53-2 *Rocker-bottom feet bij trisomie 13.*

Aanvullend onderzoek

Karyotypering toont een extra chromosoom 13 of een translocatie. Andere diagnostiek is afhankelijk van klinische bevindingen.

Therapie

Behandeling is ondersteunend.

Complicatie, prognose en beloop

Complicaties hangen veelal samen met de aangeboren afwijkingen zoals voedingsproblemen, ademhalingsmoeilijkheden, doofheid, enzovoort.
De prognose is slecht. De meeste kinderen overlijden binnen een maand na de geboorte. Overlevende kinderen hebben een ernstige ontwikkelingsachterstand, epilepsie en 'failure to thrive'.

54 Trisomie 21

Definitie en etiologie

Bij trisomie 21 (downsyndroom) is er een extra autosomaal chromosoom 21 of een stuk van dit chromosoom. Meestal is een extra chromosoom 21 het gevolg van nondisjunctie, een stoornis tijdens de geslachtceldeling (meiose) waarbij één eicel twee exemplaren van het chromosoom krijgt en de andere cel geen. De kans op deze delingsstoornissen neemt toe met de leeftijd van de moeder.

In 2-5 procent van de gevallen treedt een fout op in de mitose, waarbij een mozaïcisme ontstaat; in 2-5 procent is sprake van een translocatie (m.n. 14-21) waarbij het chromosoom aan een ander chromosoom vastzit; dit kan op iedere maternale leeftijd gebeuren.

Incidentie

Trisomie 21 is de meest voorkomende chromosomale afwijking bij levend geboren zuigelingen en komt in ongeveer 1 op 1000 levend geborenen voor. De kans op trisomie 21 neemt toe met de maternale leeftijd (20 jr. 1:1900; 35 jr. 1:365; 48 jr. 1:16).

Klinische presentatie

Antenatale diagnostiek (chorionvillusbiopsie, amniocentese, tripeltest, echografie) vindt onder andere plaats bij zwangeren die in de 18e week van de zwangerschap de leeftijd van 36 jaar bereikt hebben (zie ook richtlijn NVOG). Indien geen antenatale diagnostiek is verricht, zal de verdenking op een trisomie 21 bij de geboorte duidelijk worden. Klinische verschijnselen zijn hypotonie, antimongoloïde oogstand, epicanthusplooi, kleine, laagstaande oren, open mond met protrusie van de tong, vlak aangezicht, hyperextensie van ledematen, extra nekplooi, doorlopende handlijn, korte, plompe vingers, 'sandal gap', lage Moro-reflex en Brushfield-vlekken (iris). Daarnaast heeft ongeveer de helft van deze kinderen een hartafwijking (AVSD/VSD) en/of een duodenumatresie/ pancreas annulare. De psychomotorische ontwikkelingsachterstand wordt doorgaans in het eerste levensjaar duidelijk.

Aanvullend onderzoek

Karyotypering toont een extra chromosoom 21 (translocatie of non-disjunctie); cardiale echografie wordt verricht bij verdenking op een vitium cordis, ofwel binnen drie maanden na de geboorte indien de verdenking niet direct bestaat. Andere diagnostiek is afhankelijk van klinische bevindingen (o.a. tractus digestivus).

Therapie

Behandeling is gericht op specifieke problemen zoals operatieve correctie van een vitium cordis of duodenumatresie. In Nederland zijn voor de behandeling en begeleiding specifieke Down-teams operationeel.

Complicatie, prognose en beloop

Complicaties hangen samen met de onderliggende problematiek. Kinderen met een trisomie 21 lopen een groter risico op onder andere coeliakie, leukemie, slechthorendheid, visusproblemen en bijvoorbeeld diabetes mellitus. De prognose is afhankelijk van de psychomotorische ontwikkelingsachterstand en eventuele bijkomende problemen.

Meer informatie

www.nvog.nl/files/28_indica_prenatale_diagno.pdf

55 Turnersyndroom

Definitie en etiologie

Het turnersyndroom (gonadale dysgenesie, XO) is het gevolg van een geheel of gedeeltelijk verlies van het een X-chromosoom bij meisjes.
De oorzaak van de (partiële) deletie van het X-chromosoom is nog niet bekend.

Incidentie

De incidentie van turnersyndroom ligt rond de 1 op 2000 tot 5000 en is de meest voorkomende geslachtsgebonden chromosoomafwijking bij vrouwen.

Klinische presentatie

Het turnersyndroom bij de pasgeborene is te herkennen aan dysmorfe kenmerken als een 'webbed neck', een hoog palatum, een korte vierde metacarpaal en nageldysplasie, naast een congenitaal lymfoedeem van handen en voeten (figuur 55-1); frequent voorkomende hartafwijkingen zijn coarctatio aortae of een bicuspidale aortaklep. Bij de meeste kinderen is sprake van een gestoorde lengtegroei, echter niet altijd (belang van vastleggen van de groei).

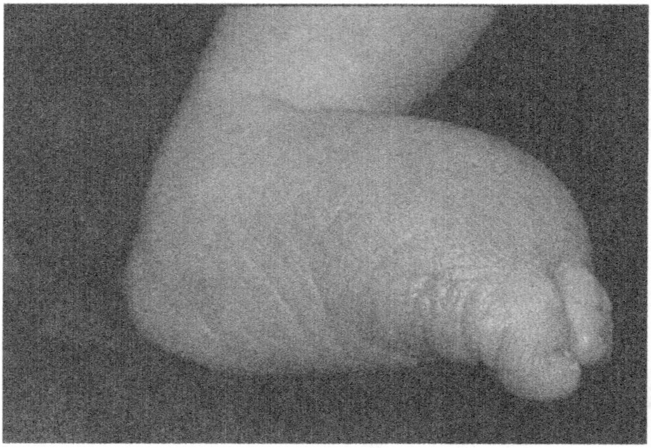

FIGUUR 55-1 *Congenitaal oedeem van de voet.*

Patiënten met het turnersyndroom lopen een groter risico op het krijgen van schildklierproblemen, diabetes mellitus en nierziekten.
Op de kinderleeftijd zijn achterblijvende groei en uitblijvende puberteitsontwikkeling (primaire amenorroe) soms de eerste verschijnselen van het turnersyndroom.

Aanvullend onderzoek

Bij iedere patiënt bij wie het turnersyndroom wordt ver moed, is karyotypering nodig ter bevestiging van de diagnose (45/XO of mozaïcisme). Vanwege de kans op bijkomende problemen (zie eerder) is aanvullend onderzoek hiernaar aangewezen (o.a. glucose, creatinine, TSH; echocardiografie).

Therapie

Afhankelijk van de verschijnselen zal behandeling mogelijk zijn: operatieve correctie van een hartafwijking; groeihormoon bij te kleine lengte en oestrogeenbehandeling voor ontwikkeling van de secundaire geslachtskenmerken.

Complicatie en prognose

Optreden van complicaties is afhankelijk van de aanwezige afwijkingen.
Met de beschikbare ondersteunende behandeling is de prognose goed.

Meer informatie

www.erfelijkheid.nl/zena/turne.php

DEEL XII VOEDING, GROEI EN DAARAAN GERELATEERDE PROBLEMEN BIJ DE PASGEBORENE

56 Voeding en groei bij de à terme en premature pasgeborene

Samenstelling van de voeding

Na de geboorte ontvangt de pasgeborene geen voeding meer via de navelstreng en is dus afhankelijk van de aangeboden hoeveelheid voeding. Over het algemeen zal dit moedermelk zijn, wat qua samenstelling en kwaliteit ideaal is voor de pasgeborene. Wel is er in de ontwikkelde wereld sprake van verontreinigingen in de moedermelk, maar tot nu toe is niet aangetoond dat die opwegen tegen de veronderstelde voordelen op het gebied van allergiepreventie, infectiepreventie en cognitieve ontwikkeling. Echter vrijwel alle studies die zijn beschreven op dit gebied zijn twijfelachtig, omdat er nooit sprake kan zijn van een volledige randomisatie van moedermelk of kunstvoeding.
Aan macronutriënten bevat moedermelk per 100 ml ongeveer 1,5-1,7 gram eiwit, 3 gram vet en 6 gram lactose. De energetische waarde is 60-70 kcal/100 ml. Kunstvoeding bevat dezelfde samenstelling. Kunstvoeding mist echter de anti-infectieuze bestanddelen zoals secretoir IgA, lysozym, lactoferrine en leukocyten. Moedermelk bevat daarentegen weer nauwelijks vitamine K zodat dit gesuppleerd dient te worden.
In sommige omstandigheden is het niet mogelijk pasgeborenen te laten drinken of via een sonde enteraal te voeden. In zulke gevallen is er sprake van onrijpheid van het maag-darmkanaal (prematuren), congenitale afwijkingen of ernstige ziekte. Intraveneuze toevoeging van nutriënten is dan mogelijk met gebruikmaking van speciale intraveneuze voeding voor pasgeborenen.

Behoefte

De behoefte aan voeding wordt bepaald door de mate van groei, activiteit en opnamecapaciteit.
De voldragen pasgeborene wordt 6 à 7 maal per dag aangelegd en gaat per dag geleidelijk steeds meer drinken, van aanvankelijk 20-30 ml per kilogram per dag naar uiteindelijk 150-200 ml per kilogram per dag. Prematuren krijgen in eerste instantie wat meer aangeboden (60-80 ml/kg per dag) en frequenter, aangezien hun reservecapaciteit aan glycogeen en de mogelijkheid om zelf glucose te vormen aanvankelijk minder goed ontwikkeld is.
Prematuren groeien sneller dan voldragen pasgeborenen (15 gram/kg per dag versus 5-10 gram/kg per dag) en hebben dus een hogere behoefte. De behoefte voor 'gezonde' prematuren is gemiddeld 120 kcal/kg per dag, terwijl de eiwitinname tussen de 3 en 4 gram/kg per dag moet bedragen. Moedermelk bevat voor premature neonaten te weinig calorieën, eiwit en elektrolyten, terwijl ook de behoefte aan vitamine A, D en K niet wordt gedekt. Door het toevoegen van sachets aan moedermelk (*fortifiers*), die commercieel worden aangeboden, kan echter aan de behoefte worden voldaan, terwijl zo ook van de eventuele voordelen van moedermelk kan worden geprofiteerd.
Indien er door omstandigheden geen moedermelk kan worden gegeven, zijn er goede alternatieve kunstvoedingen verkrijgbaar die speciaal zijn samengesteld voor premature pasgeborenen. Bij à terme kinderen is de behoefte ongeveer 100 kcal/kg per dag en 2-2,5 gram eiwit/kg per dag. De aangewezen soort voeding is moedermelk, waarbij extra vitamine K moet worden gesuppleerd. Ook voor à terme kinderen is adequate kunstvoeding beschikbaar.

Parenterale voeding

Bij pasgeborenen met een geboortegewicht < 1500 gram en bij ernstig zieke à terme pasgeboren of met congenitale

afwijkingen in mond, keel of in het gastro-intestinale traject, zal vrijwel altijd worden gestart met parenterale voeding. Bij prematuren is het gebruikelijk om afhankelijk van het gewicht te starten met 60-80 ml/kg per dag, waarbij zowel glucose als aminozuren worden gegeven. Na enkele dagen worden triglyceriden toegevoegd, omdat er een relatie blijkt te bestaan tussen het vroeg geven van triglyceriden en het ontstaan van chronische longziekte (BPD, zie hoofdstuk 9 en 15). De tolerantie van de vetemulsies verschilt per kind en per ziektebeeld. Aan de hand van de triglyceridespiegel wordt de gegeven hoeveelheid aangepast. De uiteindelijke hoeveelheid intraveneus toegediend vocht bedraagt 140-160 ml/kg per dag, wat in een paar dagen kan worden bereikt. Bij à terme pasgeborenen wordt gestart met 40-60 ml/kg per dag en ook hier wordt met de hoeveelheid vocht geleidelijk opgeklommen tot 140-160 ml/kg per dag. Aangezien het maag-darmkanaal zelf veel energie en voedingsstoffen verbruikt, is de behoefte aan energie en eiwit lager bij parenteraal gevoede kinderen. Bij parenteraal gevoede prematuren is 90 kcal/kg per dag de calorische behoefte, terwijl deze bij parenteraal gevoede à terme kinderen 70 kcal/g per dag is.
Daarnaast zal, zeker bij prematuren maar ook bij à terme pasgeborenen, zo snel mogelijk worden getracht kleine hoeveelheden enterale voeding ('minimal enteral feeding') toe te dienen om de motoriek en rijping van het maagdarmkanaal te bevorderen.

Groei

De gewichtstoename van een à terme pasgeborene bedraagt 5-10 g/kg per dag, terwijl een prematuur in het laatste trimester een intra-uteriene gewichtstoename van 15-17 g/kg per dag kent. De groei van de schedelomtrek is ongeveer 1 cm per week voor prematuren en 0,5 cm/week voor aterme pasgeborenen. De lengtegroei is moeilijker te meten maar indien juist uitgevoerd is deze 1,25 cm/week voor prematuren, terwijl à terme kinderen ongeveer 0,5 cm/week groeien. Deze groei (zowel gewicht, schedelomvang als lengte) is enorm, hoger dan op enig ander moment in het leven. Hij is ruim tweemaal zo hoog als de maximale groei tijdens de pubertijd. Ziekte, met het daarbij horende katabolisme, leidt tot afname van deze groei en ernstige ziekte zelfs tot stilstand van de groei. Als dit optreedt in de fase voor of direct na de geboorte kan dat enorme gevolgen hebben op de langere termijn. Epidemiologische studies laten een duidelijke relatie zien tussen slecht groeien en later coronair lijden, hogere bloeddruk en diabetes. Deze hypothese (*fetal origins of adult disease*; Barker-hypothesis) heeft ertoe geleid dat voeding in de eerste levensfase veel meer belangstelling krijgt. Bij prematuren is aangetoond dat een lagere eiwit- en energieinname in de eerste vier weken, met daarbij behorende slechtere groei, leidt tot een fors IQ-verlies op latere leeftijd.

Recent zijn echter ook studies verschenen die een negatief effect aantonen van het versneld inhalen van een groeiachterstand. Vandaar dat het huidige advies is om pasgeborenen met een groeiachterstand niet bovengemiddeld te laten groeien.

57 Voedingsintolerantie

Definitie en etiologie

Voedingsintolerantie komt bij zuigelingen neer op het niet verdragen van enterale voeding. Het drinken van melk vereist een goed functionerend mechanisme van zuigen, slikken, ademhalen en maagontlediging. Slikken wordt intra-uterien waargenomen vanaf de 11e week en de zuigreflex ontstaat bij de 24e week. Echter de benodigde coördinatie hiertussen treedt pas op in de 32e-34e week, waarbij ook dan nog vaak slikaccidenten kunnen optreden. De rijping van de zuig/slikreflex is ook afhankelijk van de postnatale leeftijd.

Incidentie

Vrijwel alle prematuren kennen perioden van voedingsintolerantie, die worden veroorzaakt door de onrijpheid van met name de motoriek van het maag-darmstelsel. Bij à terme pasgeborenen is het veel zeldzamer en vaak een uiting van een ander onderliggend probleem, zoals onder andere sepsis, meningitis, intracraniële bloedingen of metabole stoornissen. Daarnaast kunnen congenitale afwijkingen en obstructies in het maag-darmstelsel leiden tot voedingsintolerantie. De obstructie (web of atresie) kan hooggelegen zijn (bijv. oesofagus), zodat deze al direct bij de eerste voeding kan worden opgemerkt, of lager (duodenum tot anus), zodat de problemen pas later optreden. Bovengenoemde aandoeningen kunnen natuurlijk ook optreden bij prematuren.

Klinische presentatie

De verschijnselen van voedingsintolerantie zijn braken en voedingsretentie, een opgezette buik en obstipatie of diarree. Daarnaast kunnen op de lange termijn de gewichtstoename en groei achterblijven.

Differentiaaldiagnose

- infectie;
- gastro-oesofageale reflux;

- passend bij prematuriteit;
- verminderde darmmotiliteit door sepsis, meningitis, intracraniële bloeding, metabool probleem;
- necrotiserende enterocolitis;
- (partiële) obstructies in oesofagus, dunne darm, dikke darm of anus;
- malrotatie.

Aanvullend onderzoek

Bij milde vormen van voedingsintolerantie is het niet zinvol om aanvullende diagnostiek te verrichten. Indien deze echter langer blijft aanhouden, kan beeldvormende diagnostiek een plaats hebben. Dit kan dan zowel echografisch onderzoek van de buik inhouden als een buikoverzichtsfoto, afhankelijk van de waarschijnlijkheidsdiagnose. Indien er sterk wordt gedacht aan gastro-oesofageale reflux kan een pH-meting uitkomst bieden. Deze wordt verricht in het onderste gedeelte van de slokdarm, waarbij het aantal en de duur van de zure episoden wordt gemeten. Ook een scopie, zowel van gastro-duodenum als van colon, behoort tot de mogelijkheden.

Therapie

De behandeling is sterk afhankelijk van de diagnose. Aanvankelijk kan bij klachten van voedingsintolerantie waarbij er in eerste instantie wel voeding werd verdragen worden volstaan met een voedingspauze van enkele uren, waarna de voeding voorzichtig opnieuw kan worden geïntroduceerd. Indien de voedingsintolerantie al direct bij de eerste voeding wordt geconstateerd, moet in eerste instantie wel worden gedacht aan een congenitale afwijking en is parenterale voeding geïndiceerd. De therapie van de congenitale afwijkingen wordt uitvoerig behandeld in het PKG-deel *Chirurgie bij kinderen*.

Complicatie, prognose en beloop

De prognose van voedingsintolerantie van de pasgeborene wordt bepaald door de onderliggende oorzaak. In geval van een prematuur geboren kind is de prognose vaak goed, tenzij de voedingsintolerantie de voorbode was van een necrotiserende enterocolitis. In dat geval overlijdt 30 procent van de kinderen en treden er vaak ernstige restverschijnselen op ten gevolge van de operatie, waarbij soms grote delen van de darm moeten worden verwijderd. Kinderen kunnen vervolgens het kortedarm-syndroom ontwikkelen (*short bowel syndrome*) met levenslange morbiditeit.

DEEL XIII PIJNBESTRIJDING BIJ DE PASGEBORENE

58 Pijnbestrijding bij de neonaat

Ongeveer tot 1987 ging men ervan uit dat de pasgeborene geen pijn kon voelen. Inmiddels is dit idee achterhaald en blijkt dat al in utero pijn kan worden gevoeld. In de twintigste week van de zwangerschap zijn alle huiddelen en mucosa voorzien van sensibele zenuwen en rondom de geboorte is de densiteit van de nociceptieve zenuwuiteinden even hoog als bij de volwassene. De verbindingen op synapsniveau in de thalamocorticale trajecten vormen zich al bij 24 weken zwangerschapsduur. Myelinisatie treedt op vanaf 37 weken. De mogelijkheden om pijn te ervaren bij pasgeborenen is dus duidelijk aanwezig.

Het meten van pijn bij de pasgeborene

Directe communicatie met een pasgeborene is niet mogelijk zodat observatie van gedrag en lichaamshouding de mate van pijn moet weergeven. Huilen is een belangrijk communicatiemiddel, maar het onderscheid tussen huilen door pijn of huilen als onderdeel van vroege ontwikkeling is moeilijk te maken. De meeste baby's huilen twee tot drie uur per dag tot de leeftijd van zes weken, waarna dit geleidelijk afneemt tot minder dan een uur per dag op de leeftijd van drie maanden. De gelaatsuitdrukking van het kind geeft het beste weer of er sprake is van pijn. Tegenwoordig kan de pijn bij pasgeborenen redelijk goed worden ingeschat aan de hand van verschillende gevalideerde scores zoals de NIPS (*Neonatal Infant Pain Scale*), de VAS (*Visual Analog Scale*) en voor premature pasgeborenen de PIPP (*Premature Infant Pain Profile*).

Pijn bij de pasgeborene

De pasgeborene kan na bijvoorbeeld een moeizame bevalling symptomen vertonen van hoofdpijn. Kreunen, prikkelbaarheid, spugen, huilen en onrust kunnen allemaal verklaard worden door pijn. Pijnbestrijding door bijvoorbeeld paracetamol doet deze symptomen verminderen.
Het afnemen van bloed voor screening op endocriene en metabole stoornissen, voor glucosecontroles of voor de bepaling van het bilirubinegehalte veroorzaakt ook pijn. Voor kinderen die op een intensive care in het ziekenhuis liggen is onlangs berekend dat zij gemiddeld 14 pijnlijke procedures per dag ondergaan.
Bij à terme pasgeborenen kunnen vanaf twee weken na de geboorte kolieken ontstaan. Dit treedt op bij 5-28 procent van alle kinderen. Bij het merendeel van de kinderen met kolieken verdwijnen deze rondom de derde à vierde levensmaand. De pathogenese is onbekend; gedacht wordt aan onrijpheid van het maag-darmstelsel. Objectief bewijs daarvoor is echter niet geleverd.

Pijnbestrijding bij de pasgeborene

Pijnbestrijding kan grofweg worden onverdeeld in twee opties: farmacologische en niet-farmacologische.

Niet- farmacologische pijnbestrijding. Het geven van borstvoeding ten tijde van een hielprik verminderd de pijn. Hetzelfde geldt voor het geven van een sucroseoplossing. Daarnaast blijkt dat goede ondersteuning van de baby tijdens pijnvolle procedures, zoals wordt beoefend tijdens NIDCAP®, een positieve invloed heeft op de pijnbeleving.

Farmacologische pijnbestrijding. Bij het geven van farmaca dient men zich ervan bewust te zijn dat de farmacokinetiek van de verschillende medicijnen sterk verandert

bij pasgeborenen. Zo is de klaring van morfine bij pasgeborenen zevenmaal zo traag als bij volwassenen.
De eerste keus wat betreft medicamenteuze pijnbestrijding bij de pasgeborene is paracetamol. De dosering bedraagt 20 mg/kg. Morfine is de volgende stap en dient altijd in het ziekenhuis te worden gegeven gezien de kans op ademhalingsdepressie. Andere bijwerkingen van morfine zijn verminderde darmmotoriek, verlaging van de bloeddruk bij hoge doseringen en blaasretentie.

Langetermijneffecten van pijn

Enkele onderzoeken beschrijven een gunstig effect van adequate pijnbestrijding bij prematuren op de neurologische *outcome* op latere leeftijd. Momenteel is dit onderwerp van enkele grote trials in zowel de Verenigde Staten als in Europa. Bij dierexperimentele studies zijn afwijkingen in het ruggenmerg aangetoond bij volwassen dieren die in de neonatale fase veel pijn hebben ondergaan.

Lijst van afkortingen

BPD	bronchopulmonale dysplasie
CCAM	congenitaal cysteus adenomatoïde malformatie
CPAP	continuous positive airway pressure
CFM	cerebrale functie monitoring
CHD	congenitaal hernia diafragmatica
CLE	congenitaal lobair emfyseem
CMV	cytomegalievirus
CRP	C-reactieve proteïne
CT	computerised tomography
CZS	centraal zenuwstelsel
ECG	electrocardiogram
ECMO	extracorporele membraanoxygenatie
EEG	elektro-encefalogram
EP	evoked potentials
GBS	groep B streptokokken
FTA-abs	fluorescent treponemal antibody absorption
HIE	hypoxisch-ischemische encefalopathie
HLHS	hypoplastisch linker hart syndroom
HSV	herpes simplex virus
(i)NO	(inhalatie) stikstof monoxide
IVH	intraventriculaire haemorragie
MAS	meconium aspiratie syndroom
MRI	magnetic resonance imaging
NEC	necrotiserende enterocolitis
ODB	open ductus Botalli
OFO	open foramen ovale
PAC	premature atriale contracties
PCR	polymerase chain reaction
PDA	patent ductus arteriosus
PPHN	persisterende pulmonale hypertensie van de neonaat
PVL	periventriculaire leukomalacie

PVC	premature ventriculaire contracties
RDS	respiratoir distress syndroom
SSSS	staphylococcal scalded-skin syndroom
SVT	supraventriculaire tachycardie
TAPVC	totale abnormale pulmonale veneuze connectie
TGA	transpositie van de grote vaten
TNPM	transiente neonatale pustulaire melanosis
TOF	tetralogie van Fallot
TPHA	treponema pallidum hemagglutinatie
TTN	transiente tachypneu van de neonaat
VDRL	veneral disease research laboratory
VSD	ventrikel septum defect
WPW	Wolff-Parkinson-White

Register

Printed by Amazon Italia Logistica S.r.l.
Torrazza Piemonte (TO), Italy

10621045R00141